Reiki

*Synthèse des études scientifiques
de 1995 à décembre 2024*

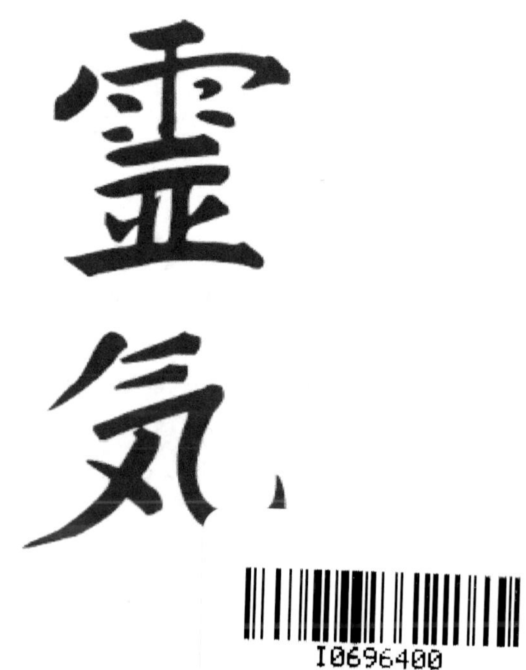

Par Philippe Collinet

Table des matières

I. Introduction

Le Reiki est une technique énergétique basée sur la transmission de l'énergie par imposition des mains du thérapeute, afin de produire une action directe et immédiate sur le corps et l'esprit du patient. L'objectif est son mieux-être. Elle s'inspire du bouddhisme zen japonais. Les indications concernent autant le corps physique que le mental et les émotions.

Le Reiki est une technique d'origine japonaise qui date du début du XXème siècle. Son fondateur Mikao Usui (1865-1926) l'aurait découvert lors d'une expérience d'éveil spirituel du bouddhisme zen.

En japonais, "Rei" veut dire universel, et inclut la matière, l'âme et l'esprit, et "Ki " renvoie à l'énergie vitale qui est en chacun de nous. Il est arrivé en Occident en 1937. Aujourd'hui, le Reiki se trouve dans certains centres de santé et de bien-être et même dans les hôpitaux de certains pays.

Le Reiki équilibre la circulation des énergies et de la force vitale, pour influencer le corps et l'esprit vers une amélioration de son état de santé et une optimisation de sa guérison. Le patient est libéré de son stress et la bonne circulation de son énergie est accentuée.

Les séances de Reiki augmentent le bien-être et la sensation de relaxation. Il est aussi efficace sur la fatigue, l'anxiété, l'insomnie... Un soin énergétique dure environ une heure. Le patient reste habillé, allongé sur une table de soin, et le thérapeute ouvre un canal d'énergie. Il ne transmet pas la sienne mais diffuse par appositions des mains les vibrations depuis l'énergie du Reiki qui est la source.

L'énergie va là où elle est nécessaire selon les besoins du patient. Elle possède une intelligence qui lui est propre. On ressent une sensation de chaleur depuis les mains du thérapeute et on ressent de la détente. Le patient peut avoir l'impression de s'être assoupli et peut ressentir la circulation de l'énergie dans son corps.

Je me suis rapproché du Reiki pendant une phase de remise en question dans ma vie. Je suis allé méditer au temple bouddhiste de Huy pour me recentrer, et j'ai rencontré une personne qui m'en a parlé. Il m'a dit qu'il est thérapeute et que le Reiki lui a apporté d'avantage d'harmonie dans sa vie. Je lui disais que ça fait des années que je cherchais un maître pour apprendre à canaliser l'énergie ! Il me donnait le nom de son professeur...

Ainsi, je commençais directement ma formation au premier degré. Enfin on parlait d'énergie, de champs magnétiques que je voyais depuis toujours : les halos autour des gens et les zones ombrageuses dans leurs organes... On avait déjà eu une approche de médecine chinoise lors de ma formation de kinésithérapeute. Ce cours m'avait passionné ! Là, c'était la suite logique et nécessaire à mon épanouissement personnel.

On apprit l'auto-traitement. J'apprenais ainsi à nettoyer mes énergies et à augmenter mon taux vibratoire. Je remarquais un bien-être profond et réel en moi-même et meilleur que ce que j'avais pu expérimenter chez divers autres thérapies énergétiques. En effet, la kinésiologie ne m'avait pas soulagé durablement et l'acupuncture m'avait causé des douleurs par les aiguilles et plus d'angoisses que de soulagement.

Ma vie s'est considérablement améliorée depuis cette mise en pratique de cette formation. J'ai suivi donc le premier, deuxième et troisième degrés... Et ensuite le Karuna, pour obtenir mon diplôme de praticien officiel de la fédération internationale de Reiki. Depuis, je suis aussi devenu maître Usui et maître Karuna. Mon précédent master de kinésithérapie allait m'aider à valider médicalement la thérapie Reiki. Je me demandais qu'elles sont les preuves objectives de cette thérapie qui me fait tant de bien.

On me disait que ce n'était pas prouvé scientifiquement que le Reiki est efficace. Je me suis renseigné sur le site de médecine Pubmed pour vérifier cette critique. Ainsi, je tombais sur des dizaines et des dizaines d'articles attestant la véracité scientifique de la thérapie Reiki. Je décide donc de les regrouper dans un ouvrage pour le diffuser, et offrir aux patients intéressés par cette thérapie complémentaire, un outil de plus pour se soigner et activer la sérénité dans leur vie. Ce livre sera aussi utile aux thérapeutes et maîtres Reiki, pour connaître le potentiel d'action de notre thérapie énergétique.

Quel est le champs d'action de la thérapie Reiki ? Quels sont les avantages observés scientifiquement depuis plus de 25 années ? Quelles sont les limites de cette technique japonaise qui vise à améliorer la santé et le bien-être du patient ?

C'est ce que ce livre va vous décrire en détails : les indications et utilités de cette thérapie, les contre-indications éventuelles, les effets secondaires et les cas où le Reiki n'est pas efficace.

C'est un recueil de tous les articles scientifiques parus mondialement depuis 1995 à décembre 2024. Il y en a plus d'une centaine. L'analyse démontrera ainsi les bienfaits de la thérapie énergétique Reiki de façon objective et scientifiquement observable, mais également ses limites... Ce livre est remis à jour à chaque nouvelle année, puisque la recherche avance et de nouvelles études voient le jour.

II. **Résultats des différentes études scientifiques**

Décembre 2024 : Efficacité de la position repliée facilitée et du Reiki administré aux prématurés lors de l'insertion d'une sonde orogastrique : un essai contrôlé randomisé

Objectif : Cette recherche a été menée pour évaluer les effets du Reiki et de la position repliée facilitée sur la douleur, le stress et les paramètres physiologiques chez les nourrissons prématurés lors de l'insertion d'une sonde orogastrique (OGT).

Méthodes : L'étude a utilisé un plan expérimental contrôlé randomisé en simple aveugle, en groupes parallèles. Elle a été réalisée dans l'unité de soins intensifs néonatals d'un hôpital de Niğde/Turquie entre février 2022 et janvier 2023. Au total, 45 nourrissons prématurés, répondant aux critères de l'étude et dont la taille de l'échantillon a été déterminée selon une analyse de puissance, ont été répartis au hasard. en trois groupes. À titre d'intervention, la position de repli facilitée a été appliquée au premier groupe et le Reiki a été appliqué au deuxième groupe lors de l'insertion de l'OGT. L'application de routine s'est poursuivie dans le groupe témoin. Le formulaire d'information d'introduction au nourrisson, le tableau de suivi des paramètres physiologiques, l'échelle de stress du nourrisson (ISS) et l'échelle révisée du profil de douleur du nourrisson prématuré (PIPP-R) ont été utilisés pour la collecte de données. La signification a été acceptée comme P <0,05 dans l'analyse statistique.

Résultats : Il a été déterminé que les nourrissons étaient répartis de manière homogène entre les groupes expérimental et témoin (P > 0,05). Les nourrissons qui ont reçu la position repliée facilitée et l'intervention Reiki avaient une meilleure stabilité physiologique par rapport au groupe témoin (P < 0,05). Le groupe avec les scores moyens de stress (1,53 ± 0,99) et de douleur (4,06 ± 1,22) lors de l'insertion de l'OGT était le groupe de repli facilité (P < 0,001). Après la procédure, les scores de stress et de douleur dans le groupe de repli facilité et dans le groupe Reiki se sont révélés significativement inférieurs à ceux du groupe témoin (P < 0,001).

Conclusions : Les résultats de l'étude ont montré que la position repliée facilitée lors de l'insertion de l'OGT était particulièrement efficace pour réduire la douleur et le stress des nourrissons. La position repliée facilitée et le Reiki ont été déterminés comme étant des interventions efficaces pour réduire la douleur et le stress des nourrissons plus rapidement après l'intervention. Les résultats de l'étude contribuent à la recommandation selon laquelle les infirmières de l'USIN devraient inclure des méthodes non pharmacologiques pour diminuer la douleur des nourrissons prématurés lors de la douleur procédurale.

<u>**Novembre – décembre 2024 : L'effet du Reiki sur la fatigue et la qualité du sommeil chez les personnes atteintes de sclérose en plaques : une étude contrôlée randomisée**</u>

Le but de l'étude est d'étudier l'effet de l'application du Reiki sur la fatigue et la qualité du sommeil chez les personnes atteintes de SEP. L'étude est une étude contrôlée randomisée. Au total, 60 personnes (groupe témoin = 30, groupe d'intervention = 30) ont participé à cette étude. Le formulaire de renseignements personnels, l'échelle de fatigue Piper (PFS) et l'indice de qualité du sommeil de Pittsburg (PSQI) ont été utilisés pour collecter des données.

Il a été constaté que les scores totaux et sous-composants de PFS et PSQI du groupe d'intervention ont diminué après le Reiki par rapport au groupe témoin, ce qui était statistiquement significatif ($p < 0,05$). L'étude a montré que le Reiki était significativement efficace pour améliorer la fatigue et la qualité du sommeil chez les personnes atteintes de SEP. Comme le Reiki est une méthode simple, peu coûteuse et accessible, il a été suggéré que son utilisation dans la prise en charge de la SEP soit encouragée et maintenue dans la pratique infirmière.

<u>**Novembre – décembre 2024 : L'effet du Reiki et de l'acupression sur la douleur, l'anxiété et les signes vitaux lors du retrait de la gaine fémorale chez les patients subissant une intervention coronarienne percutanée : une étude contrôlée randomisée**</u>

Objectif : Cette étude a été menée pour déterminer l'effet du Reiki et de l'acupression sur la douleur, l'anxiété et les signes vitaux lors du retrait de la gaine fémorale chez les patients subissant une intervention coronarienne percutanée.

Méthodes : L'étude, qui a été menée sous forme d'étude prospective randomisée contrôlée, a été réalisée auprès de 84 patients : groupe Reiki (n = 28), groupe d'acupression (n = 28) et groupe témoin (n = 28). Vingt minutes avant l'extraction du cathéter fémoral, 18 minutes de Reiki ont été appliquées aux sept régions de chakra dans le groupe reiki et 20 minutes d'acupression ont été appliquées aux points LI4, HT7 et PC6 dans le groupe d'acupression. Le groupe témoin a reçu des soins standards. Les trois groupes ont reçu l'évaluation avec l'échelle visuelle analogique, l'échelle d'anxiété d'état de Spielberger et 5 minutes avant et 5 minutes après le retrait de la gaine et les données sur les signes vitaux ont également été collectées à ces moments-là.

Résultats : Après l'intervention, il a été déterminé que les scores de douleur et d'anxiété des groupes Reiki et acupression étaient significativement inférieurs aux scores de douleur et d'anxiété du groupe témoin (p < 0,05). De plus, la fréquence cardiaque et la fréquence respiratoire étaient significativement inférieures à celles des groupes témoins dans les mesures effectuées après l'intervention des groupes de Reiki et d'acupression (p < 0,05). Les tensions artérielles systolique et diastolique après acupression, mais pas après Reiki, étaient significativement inférieures à celles du groupe témoin.

Conclusions : Selon les résultats de l'étude, le Reiki et l'acupression appliqués avant le retrait de la gaine fémorale après une intervention coronarienne percutanée réduisent la douleur et l'anxiété et améliorent dans une certaine mesure les signes vitaux.

Novembre 2024 : Évaluation d'un programme de volontariat Reiki au sein de deux centres de perfusion contre le cancer

Contexte : Le Reiki est une thérapie par champ biologique originaire du Japon, actuellement utilisée dans de nombreux hôpitaux américains. Les preuves soutiennent l'efficacité du Reiki pour traiter le cancer et les symptômes liés au traitement tels que la douleur et l'anxiété. Cependant, aucune étude à ce jour n'a évalué les changements dans les nausées suite au Reiki reçu pendant les traitements par perfusion ni évalué les patients provenant de plusieurs établissements de soins.

Objectifs : Évaluer un programme de Reiki destiné aux patients ambulatoires atteints de cancer et d'autres maladies chroniques recevant des traitements par perfusion (par exemple, chimiothérapie) dans deux centres de perfusion d'hôpitaux universitaires.

Méthodes : Les participants aux cliniques de perfusion ambulatoires ont complété les mesures du système d'évaluation des symptômes d'Edmonton concernant la douleur, la fatigue, l'anxiété, les nausées et le bien-être avant et après avoir reçu une séance de Reiki de 15 à 20 minutes pendant leur perfusion. L'analyse des données comprenait les moyennes et les intervalles de confiance (IC) à 95 % des effets d'une seule séance sur les mesures où le score avant la séance était ≥ 1 et l'analyse des commentaires après la séance.

14

Résultats : Entre mars 2022 et février 2024, 392 séances de Reiki ont été dispensées à 268 patients uniques (âge moyen 63,3 ± 13,9, 57,5 % de femmes, 71,6 % de Blancs, 26,5 % de Noirs/Afro-américains). Les participants ont signalé des améliorations moyennes cliniquement significatives [IC à 95 %] (≥1 unité) de la douleur (-1,78 [-2,38, -1,18]), de la fatigue (-1,33 [-1,85, -0,82]), de l'anxiété (-2,09 [-2,68 , -1,50]), nausées (-2,30 [-2,95. -1,62) et bien-être (1,37 [0,95, 1,79]). Les participants ont également commenté que la séance de Reiki était une expérience positive utile pour favoriser la relaxation et la réduction des symptômes.

Conclusions : Les patients ambulatoires recevant du Reiki pendant la perfusion ont rapporté des améliorations cliniquement significatives de tous les symptômes, des niveaux élevés de satisfaction et une expérience de guérison qualitativement positive. Des recherches supplémentaires sont nécessaires pour évaluer les changements à long terme après le Reiki, notamment avec un programme élargi dans d'autres établissements de soins de santé.

Novembre 2024 : Étude sur l'impact des attentes et des croyances dans les expériences d'initiation à distance au Reiki

Contexte : Le Reiki est une technique de guérison naturelle dans laquelle le rite d'initiation, ou harmonisation, est crucial pour son enseignement. L'initiation à distance est devenue une pratique courante dans les cours à distance.

Objectif principal : Le but de cette étude est d'examiner l'expérience subjective d'un groupe de personnes à qui on a dit de s'attendre à une initiation à distance dans le cadre d'un cours de Reiki en ligne mais qui ne l'ont pas reçue, et d'analyser leurs réponses et les éventuels effets placebo associés à cela. expérience.

Méthodes/conception : Un groupe hétérogène de 94 participants (N = 94) a été choisi regroupant des personnes n'ayant jamais reçu d'initiation Reiki et des personnes déjà formées mais répétant la formation de premier niveau. Les données ont été collectées à l'aide d'un questionnaire de 58 questions et analysées à l'aide de statistiques descriptives, comprenant les fréquences, les moyennes et les écarts types.

Résultats : Cette étude montre que les croyances et les attentes ont fortement influencé les perceptions et les sentiments des participants lors de l'initiation, quelle que soit leur expérience Reiki antérieure. De plus, même les individus ayant peu d'expérience peuvent vivre des expériences comparables aux autres. Dans l'ensemble, l'étude met en évidence le rôle des préjugés et des idées préconçues dans les expériences subjectives lors des initiations Reiki.

Conclusion : Même sans initiation formelle, les participants ont signalé des sensations associées, telles que de la chaleur, des picotements et des réponses émotionnelles. Les facteurs psychologiques, tels que les attentes et les préjugés cognitifs, jouent un rôle important dans l'élaboration de ces expériences. Des recherches supplémentaires sont nécessaires sur les effets placebo et la croyance dans le Reiki.

<u>**Octobre 2024 : Le Reiki est-il efficace pour réduire le rythme cardiaque, les niveaux de cortisol et l'anxiété et améliorer les paramètres biochimiques chez les personnes atteintes d'une maladie cardiaque ? Essai randomisé contrôlé par placebo**</u>

Objectifs : Le but de cette étude était d'examiner l'effet du Reiki chez les patients souffrant d'une maladie cardiaque.

Méthodes et résultats : Cette étude était une étude en simple aveugle, pré-post-test, randomisée et contrôlée par placebo. Les patients de la clinique externe de cardiologie d'un hôpital de formation et de recherche ont été randomisés en trois groupes : Reiki (n = 22), simulacre (placebo) (n = 21) et contrôle (pas de traitement) (n = 22). Les données ont été collectées à l'aide d'un formulaire d'informations personnelles, de paramètres biochimiques, de niveaux de cortisol, de l'inventaire d'anxiété de Beck et d'une analyse électrocardiographique. Le groupe Reiki a reçu du Reiki à neuf points principaux pendant 30 minutes, tandis que le groupe fictif de Reiki a reçu les mêmes points pendant la même période sans démarrer le flux d'énergie. Le jour 2, du Reiki à distance a été pratiqué pendant 30 minutes. Après une semaine, les chercheurs ont administré le Beck Anxiety Inventory, évalué les paramètres biochimiques et les niveaux de cortisol, et analysé à nouveau l'électrocardiographie. Parmi les patients, 52,3 % étaient des hommes et 47,7 % des femmes, et l'âge moyen (années) était de 60,45 ± 9,67 ans. Le groupe témoin avait un niveau de cortisol post-test significativement plus élevé que les autres groupes (P = 0,002). Selon l'analyse post hoc, il y avait une différence significative entre les groupes Reiki et les groupes témoins et les groupes fictifs et témoins (P = 0,002). Le groupe témoin avait un niveau de cortisol post-test significativement plus élevé que le niveau de cortisol pré-test (P = 0,008). Le groupe Reiki avait un score moyen post-test de Beck Anxiety Inventory significativement inférieur à celui des autres groupes (P < 0,001). Il n'y avait aucune différence entre les résultats d'électrocardiographie des groupes (P > 0,05).

Conclusion : Le Reiki réduit les niveaux de cortisol sanguin et les niveaux d'anxiété chez les patients souffrant de maladies cardiaques.

Octobre 2024 : Les effets de l'application du Reiki sur le sommeil et la qualité de vie des patients épileptiques

Contexte : Les patients épileptiques sont confrontés à des problèmes de sommeil dus aux effets liés à la maladie et aux médicaments antiépileptiques et, par conséquent, leur qualité de vie diminue. Le Reiki est une thérapie énergétique et un traitement non invasif et peu coûteux qui a gagné sa place dans les pratiques de médecine complémentaire et intégrative.

Objectif : La présente étude visait à découvrir les effets de l'application Reiki sur le sommeil et la qualité de vie des patients épileptiques.

Méthode : Un total de 60 patients épileptiques, 30 dans le groupe d'intervention et 30 dans le groupe témoin, qui répondaient aux critères de recherche et se sont portés volontaires pour participer, ont été inclus dans cette étude expérimentale randomisée avec un groupe témoin pré-test-post-test. Le « Formulaire d'information du patient », l'« Indice de qualité du sommeil de Pittsburgh (PSQI) » et l'« Échelle de qualité de vie en cas d'épilepsie (QOLIE-31) » ont été utilisés pour collecter les données de recherche. Les fréquences, les pourcentages, la moyenne arithmétique, les écarts types, le test du chi carré, le test t des groupes indépendants, le test t des groupes dépendants et l'analyse de régression ont été utilisés dans l'évaluation des données de l'étude.

Résultats : Après l'application Reiki, par rapport aux patients du groupe témoin, les patients du groupe d'intervention présentaient une réduction significative du PSQI total, de la qualité subjective du sommeil, latence du sommeil, durée du sommeil, sommeil habituel efficacité, troubles du sommeil, somnifères, dysfonctionnement diurne. Il a également été constaté que les patients du groupe d'intervention avaient un total QOILE-31 significativement plus élevé, des préoccupations concernant les crises, une qualité de vie globale, bien-être émotionnel, énergie/fatigue, le fonctionnement cognitif, les effets des médicaments et le fonctionnement social.

Conclusion : Il a été constaté que l'application du Reiki améliore la qualité du sommeil et augmente la qualité de vie des patients épileptiques. Les résultats suggèrent que l'utilisation de l'application Reiki devrait être généralisée en complément des pratiques de soins infirmiers de base lors de la prise en charge et du traitement des patients épileptiques.

<u>Septembre-octobre 2024 : Effet de l'application du Reiki sur les symptômes de la ménopause</u>

Objectif : La présente étude a été menée afin de déterminer les effets du Reiki sur les symptômes de la ménopause chez les femmes.

Méthodes : Cette étude ayant un plan expérimental contrôlé randomisé a été réalisée auprès de 48 individus (24 en Reiki, 24 en contrôle). Les données de l'étude ont été collectées entre novembre 2018 et février 2019 à l'aide d'un formulaire de renseignements personnels, l'échelle d'évaluation de la ménopause.

Résultats : Le score moyen des symptômes de la ménopause chez les femmes a diminué après une intervention Reiki et la différence s'est avérée statistiquement significative ($p < 0{,}05$). Le Reiki a réduit les niveaux de symptômes de la ménopause chez les femmes ménopausées.

Conclusion : Il a été constaté que l'application à distance du Reiki est efficace pour réduire les plaintes somatiques, psychologiques et urogénitales chez les femmes ménopausées.

<u>Septembre 2024 : Le pouvoir du Reiki : ses effets sur la douleur et les paramètres biochimiques chez les patients subissant une greffe de moelle osseuse : une étude prospective contrôlée randomisée</u>

Objectif : Cette étude visait à déterminer les effets du Reiki sur la douleur et les paramètres biochimiques chez les patients subissant une greffe de moelle osseuse.

Conception : Cette recherche était une étude prospective contrôlée randomisée en simple aveugle, à mesures répétées.

Méthode : Cette étude a été menée entre août 2022 et avril 2023 auprès de patients ayant subi une autogreffe dans l'unité de transplantation de moelle osseuse (BMT). Dans le groupe Reiki (n = 21), la thérapie Reiki a été appliquée directement sur les centres énergétiques pendant 30 min le 0ème et 1er jour de BMT, et à distance pendant 30 min le 2ème jour. Aucune intervention n'a été réalisée sur le groupe témoin (n = 21). Les données ont été collectées à l'aide du formulaire de renseignements personnels, de l'échelle visuelle analogique (EVA) et de paramètres biochimiques. La douleur et les paramètres biochimiques ont été évalués aux jours 0, 1, 2 et 10 avant l'application du Reiki.

Résultat : Il n'y avait aucune différence statistiquement significative dans les scores de douleur entre les groupes avant l'intervention (p > 0,005). Le groupe Reiki a montré une amélioration significative du score EVA moyen par rapport au groupe témoin aux jours 1 et 2 (p = 0,002 ; p < 0,001, respectivement). La mesure de la procalcitonine a montré une diminution dans le groupe Reiki et une augmentation dans le groupe témoin (p = 0,026, p = 0,001, p < 0,001, respectivement). Bien que le groupe Reiki ait présenté de meilleures valeurs absolues de neutrophiles, de thrombocytes et de protéine C-réactive que le groupe témoin, aucune différence significative n'a été observée entre les groupes (p > 0,05).

Conclusion : Le Reiki est efficace pour contrôler la douleur et renforcer la réponse du système immunitaire.

Septembre 2024 : L'effet du Reiki sur l'auto-efficacité, l'anxiété de mort et la qualité du sommeil des patients diagnostiqués avec une maladie pulmonaire obstructive chronique : une étude contrôlée randomisée

Le Reiki a été utilisé pour divers problèmes médicaux. La présente étude vise à déterminer les effets de la thérapie Reiki sur l'auto-efficacité, l'anxiété de mort et la qualité du sommeil des patients diagnostiqués avec une BPCO. La présente étude a utilisé un modèle quasi-expérimental avec un groupe témoin prétest-posttest. Les sujets (n = 75) ont été recrutés dans un hôpital en Turquie, entre février et juin 2019. Les sujets ont ensuite été répartis dans les groupes Reiki (n = 39) et placebo (n = 36). Dans cette étude, il a été déterminé qu'il existait une différence statistiquement significative dans les scores moyens d'auto-efficacité, d'anxiété de mort et de qualité du sommeil entre les groupes Reiki et placebo (P < 0,05).

Ces résultats suggèrent que l'exercice Reiki augmentait la niveaux d'auto-efficacité et de qualité du sommeil et diminution de l'anxiété de mort.

<u>**Juillet 2024 : L'impact de la pratique du Reiki sur la récupération après épisiotomie et la douleur périnéale : une étude contrôlée randomisée**</u>

Les thérapies énergétiques sont des méthodes complémentaires axées sur la révélation de l'énergie existante et la restauration de l'énergie de l'individu (du destinataire). Le but de cette étude était d'étudier l'impact de la pratique du Reiki appliquée aux femmes en post-partum ayant eu un accouchement spontané sans accouchement instrumental sur la récupération par épisiotomie post-partum et les douleurs périnéales. La recherche a été randomisée et contrôlée dans un hôpital selon une conception pré-test et post-test. Au total, 86 femmes en post-partum ont été incluses dans la recherche, (n = 40) dans le groupe d'intervention et (n = 46) dans le groupe témoin. Les 1er, 2e, 7e et 14e jours post-partum, la récupération par épisiotomie du groupe d'intervention et du groupe témoin a été évaluée avec l'échelle REEDA et la douleur périnéale a été évaluée avec le questionnaire abrégé sur la douleur de McGill. Les séances d'arbres de Reiki pendant 35 à 40 minutes ont été appliquées au groupe d'intervention les 1er, 2e et 7e jours post-partum. (Registre des essais cliniques et numéro d'enregistrement : NCT05486624). Les scores moyens d'œdème sur l'échelle REEDA des femmes en post-partum du groupe témoin étaient plus élevés que ceux du groupe d'intervention. Le groupe témoin présentait une douleur moyenne plus élevée que le groupe d'intervention.

Le Reiki appliqué aux femmes en post-partum ayant eu un accouchement spontané sans accouchement instrumental a eu un impact positif sur la récupération par épisiotomie en raison de son impact sur l'œdème et de la réduction des douleurs périnéales.

Juillet 2024 : L'effet du Reiki sur les symptômes de fatigue des patients cancéreux : une revue systématique

La fatigue est l'un des symptômes les plus courants ressentis par les patients atteints de cancer. Cette revue systématique visait à étudier l'effet du reiki sur les symptômes de fatigue des patients atteints de cancer. Les bases de données « PubMed », « ScienceDirect », « Scopus », « Web of Science » et « Cochrane Library » ont été examinées entre le 12 juillet 2023 et le 25 juillet 2023, à l'aide des mots-clés « Reiki », « Fatigue », et "Cancer" sans aucune restriction quant à l'année de publication. Les études sélectionnées ont été évaluées à l'aide de l'échelle Jadad, une liste de contrôle d'évaluation de la qualité pour les essais contrôlés randomisés. Parmi les 794 études initialement trouvées, 5 études répondant aux critères d'inclusion ont été incluses dans la présente revue systématique. Parmi ces études, 2 étaient des essais contrôlés randomisés, 2 étaient des études quasi-expérimentales et 1 était une étude croisée.

Il a été constaté que le reiki appliqué aux patients atteints de cancer dans les études incluses dans la revue systématique réduisait la fatigue tout en étant efficace pour soulager la douleur et le stress et améliorer la qualité de vie.

Juillet 2024 : Les effets du Reiki sur le stress des infirmières japonaises : étude pilote à méthodes mixtes

Objectif : Identifier les effets du Reiki sur le stress chez les infirmières japonaises.

Conception : Méthode mixte et conception d'intervention.

Méthode : Un échantillonnage non probabiliste en boule de neige a été utilisé. Vingt et une infirmières ont été invitées à recevoir l'intervention Reiki. Les réponses physiques ont été mesurées par le pouls, la fréquence respiratoire, la tension artérielle et l'activité de l'α-amylase salivaire avant et après l'intervention. Les réponses psychologiques ont été évaluées par les dimensions de l'humeur et la perturbation totale de l'humeur du profil des états d'humeur, 2e édition. Pour obtenir des données qualitatives, des entretiens semi-structurés ont été menés après l'intervention et un questionnaire en ligne a été rempli le lendemain.

Résultats : Vingt et un participants ont terminé l'étude et les résultats ont indiqué que l'intervention Reiki a amélioré de manière significative les réactions au stress psychologique. Aucune différence significative n'a été trouvée concernant le stress physique. Deux catégories ont été identifiées à partir des données qualitatives : les « effets positifs » et les « effets négatifs ». Des codes tels que « chaleur », « le corps se sent plus à l'aise » et « la conscience du stress » sont apparus comme des effets positifs. Aucun événement indésirable n'a été signalé.

Conclusion : Les résultats constituent la première étape vers des soins infirmiers holistiques au Japon et des données quantitatives et qualitatives ont confirmé que le Reiki a amélioré l'aspect psychologique des réponses au stress des infirmières japonaises.

Juin 2024 : Effets thérapeutiques du Reiki sur les interventions contre l'anxiété : une méta-analyse

Objectif : Cette étude visait à évaluer l'efficacité thérapeutique de la thérapie Reiki pour soulager l'anxiété.

Méthodes : Conformément aux normes académiques, une recherche approfondie a été menée dans des bases de données réputées telles que PubMed, Web of Science, Science Direct et la bibliothèque Cochrane. L'objectif principal de cette recherche était d'identifier les articles évalués par des pairs et publiés en anglais qui satisfaisaient à des critères spécifiques : (1) employant un plan d'étude expérimental ou quasi-expérimental, (2) incorporant la thérapie Reiki comme variable indépendante, (3) englobant divers populations de patients ainsi que des individus en bonne santé, et (4) évaluer l'anxiété comme résultat mesuré.

Résultats : L'étude a porté sur 824 participants, tous âgés de 18 ans ou plus. La thérapie Reiki s'est avérée avoir un effet significatif sur l'intervention contre l'anxiété (DMS = -0,82, 95CI -1,29~-0,36, P = 0,001). L'analyse des sous-groupes a indiqué que les types de sujets (personnes souffrant de maladies chroniques et population adulte en général) et la posologie/fréquence de l'intervention ($\leq$ 3 séances et 6 à 8 séances) étaient des facteurs significatifs influençant la variabilité de la réduction de l'anxiété.

Conclusion : Les interventions thérapeutiques Reiki à court terme de ≤ 3 séances et 6 à 8 séances ont démontré leur efficacité dans la réduction de l'anxiété liée à la santé et à la procédure chez les patients souffrant de maladies chroniques telles que l'inflammation par endoscopie gastro-intestinale, la fibromyalgie et la dépression, ainsi que dans la population générale. Il est important de noter que l'efficacité de la thérapie Reiki pour diminuer l'anxiété préopératoire et l'anxiété liée à la mort chez les patients préopératoires et les patients atteints de cancer est un peu moins constante. Ces divergences peuvent être attribuées à des états physiopathologiques individuels, à des conditions psychologiques et à des attentes thérapeutiques.

<u>**Juin 2024 : Intervention Reiki pour soutenir les comportements de soins des professionnels de la santé en soins palliatifs pédiatriques : une étude pilote**</u>

Objectifs : Les professionnels de la santé pédiatrique (PS) travaillant dans un contexte palliatif peuvent rencontrer des difficultés au cours de leur pratique clinique pour aborder la phase complexe de fin de vie des enfants et de leurs familles. Les infirmières, en particulier, jouent un rôle de première ligne en fournissant une assistance et courent ainsi le risque de subir un fardeau physique et psychologique. Les psychologues pédiatriques ont la responsabilité éthique d'aider leurs collègues en leur proposant des interventions de soins personnels qui amélioreront leur bien-être et, indirectement, le climat de travail. Cette étude a examiné l'impact d'une thérapie complémentaire, délivrée par un psychologue pédiatrique et une infirmière, sur les variables physiques et psychologiques chez les infirmières de l'hospice pédiatrique de l'hôpital pour enfants Regina Margherita en Italie.

Méthodes : Trente-cinq infirmières ont participé à 5 semaines de séances de Reiki pour un total de 175 séances. L'effet des séances a été analysé au moyen d'une analyse de test t appariée comparant les valeurs de fréquence cardiaque, de saturation en oxygène et de pression systolique et diastolique collectées avant et après chaque séance. Le même test a été réalisé en comparant les valeurs des 3 sous-échelles d'épuisement professionnel pour chacune des 35 infirmières recueillies avant le début de la première séance avec celles recueillies à la fin de la dernière séance 2 mois plus tard.

Résultats : Les résultats ont souligné un effet positif à court terme avec une diminution significative de la fréquence cardiaque avant et après chaque séance (t = 11,5, p < 0,001) et de la pression systolique (t = 2, p < 0,05). De plus, une diminution des symptômes d'épuisement émotionnel a été constatée (t = 2,3, p < 0,05) à la fin de l'intervention.

Importance des résultats : Le Reiki pourrait être une stratégie valable pour compléter la pratique clinique traditionnelle de psychologie pédiatrique conçue pour protéger les professionnels de la santé des exigences émotionnelles et physiques et pour créer un lieu de travail plus favorable au personnel et aux patients.

Mai 2024 : L'effet du Reiki à distance sur l'anxiété liée aux tests d'état et les performances des tests : un essai contrôlé randomisé mené auprès d'étudiants en soins infirmiers

Contexte : Cette étude d'intervention randomisée, contrôlée, prétest-post-test, a examiné l'effet du reiki à distance sur l'anxiété liée aux tests d'état et les performances aux tests.

Méthode : Les étudiants en sciences infirmières de première année (n = 71) ont été randomisés en deux groupes. Une semaine avant l'examen, les participants du groupe d'intervention ont pratiqué le reiki à distance pendant 20 minutes pendant 4 jours consécutifs, et les participants du groupe témoin n'ont reçu aucune intervention.

Résultats : Le groupe d'intervention avait des scores post-test cognitifs et psychosociaux inférieurs aux scores pré-test (p > 0,05). Le groupe témoin avait un score moyen de sous-échelle physiologique post-test significativement plus élevé que le score pré-test (p < 0,05). Les moyennes finales n'étaient pas significativement différentes entre les groupes d'intervention et de contrôle (p > 0,05). Un quart des participants au groupe d'intervention ont noté que le reiki réduisait leur stress et les aidait à mieux réussir l'examen.

<u>**Avril 2024 : L'effet du Reiki à distance appliqué aux personnes ayant subi une amputation d'un membre sur le niveau de douleur et le bien-être holistique : une étude quasi-expérimentale**</u>

Contexte : La douleur ressentie dans un membre amputé est assez courante. La douleur fantôme affecte la vie des individus de plusieurs manières et peut nuire à leur bien-être holistique. Le Reiki à distance peut être utilisé dans la gestion de ces problèmes.

Objectif : Cette étude a été menée pour examiner l'effet du Reiki à distance appliqué à des personnes amputées d'un membre sur le niveau de douleur et le bien-être holistique.

Méthode : Il s'agit d'un pré-test quasi-expérimental en groupe unique. La recherche de conception post-test a été menée entre septembre 2022 et avril 2023 et a inclus 25 personnes amputées d'un membre. Ensuite, selon le Reiki Usui classique, une application de Reiki à distance a été effectuée pendant 20 minutes chaque jour pendant 10 jours. Les données ont été collectées au début de l'étude et à la fin du 10ème jour. Les données ont été obtenues à l'aide d'un formulaire d'information d'introduction, de l'échelle visuelle analogique de la douleur et de l'échelle holistique du bien-être.

Résultats : L'âge moyen des participants était de 51,32 ± 16,65 ans. Il y avait une différence significative entre les niveaux de douleur pré-test et post-test des participants ($p < 0{,}05$) et les scores de la sous-échelle HWBS (p < 0,05). En conséquence, il a été déterminé qu'après des séances de Reiki à distance de 20 minutes pendant 10 jours consécutifs, les niveaux de douleur des individus étaient considérablement réduits et leur bien-être holistique amélioré.

Conclusion : Le Reiki Distant s'est avéré facile à administrer, peu coûteux, non pharmacologique et approprié à la pratique infirmière indépendante. Il est efficace pour réduire les niveaux de douleur fantôme et augmenter le bien-être holistique des personnes amputées d'un membre.

Mars – avril 2024 : L'effet du Reiki à distance sur les niveaux de stress et de fatigue des infirmières travaillant dans les cliniques COVID-19 : une étude randomisée, contrôlée et en simple aveugle

L'étude a été menée à l'aide d'une méthode d'essai pré/post-test, contrôlée randomisée et en simple aveugle. Après le prétest, une enquête a été réalisée et du Reiki à distance a été appliqué aux infirmières du groupe d'intervention (n = 30) pendant 20 minutes par jour pendant 4 jours consécutifs à une heure habituelle. Aucune intervention n'a été réalisée dans le groupe témoin (n = 32). Le deuxième jour après la quatrième séance de Reiki, une enquête post-test a été administrée aux infirmières du groupe d'intervention. Le groupe témoin, en revanche, a reçu l'enquête post-test avec le dernier groupe d'intervention.

En conséquence, dans le groupe d'intervention, il y a eu une diminution des scores moyens de la sous-dimension Approche sans défense sur l'échelle de style d'adaptation et une augmentation des scores moyens des sous-dimensions Approche optimiste et Soutien social ($P < 0,05$). Dans l'échelle visuelle analogique de fatigue, le score moyen de fatigue dans le groupe d'intervention a diminué et il y a eu une augmentation du score moyen de la sous-dimension Énergie ($P < 0,05$).

Mars 2024 : L'effet du Reiki sur la douleur, l'état fonctionnel et le bien-être holistique chez les patients souffrant d'arthrose du genou : un essai contrôlé randomisé

L'arthrose du genou (OA) est une maladie articulaire dégénérative chronique qui provoque des douleurs et affecte négativement l'état fonctionnel et le bien-être holistique. Cet essai contrôlé randomisé a étudié l'effet du Reiki sur la douleur, l'état fonctionnel et le bien-être holistique chez les patients souffrant d'arthrose du genou. L'échantillon était composé de 42 patients. Le groupe témoin a reçu uniquement un traitement standardisé, tandis que le groupe d'intervention a reçu du Reiki en face-à-face (neuf positions ; 39 minutes) et du Reiki à distance pendant deux jours consécutifs en plus du traitement standardisé.

Le groupe Reiki avait des scores de douleur inférieurs à ceux du groupe témoin, mesurés par l'échelle visuelle analogique (p < 0,001) et le score de douleur de l'indice d'arthrite des universités Western Ontario et McMaster (p < 0,001). Les participants au groupe Reiki avaient amélioré leurs scores de bien-être holistique, spécifiquement pour les sous-échelles de tristesse, perception de la tristesse, perturbation spirituelle, conscience cognitive et humeur générale. Le Reiki est une technique de traitement alternative sûre, non invasive et rentable qui a le potentiel de réduire les symptômes de la douleur et d'améliorer le bien-être holistique des patients souffrant d'arthrose du genou.

<u>**Janvier - février 2024 : L'effet de l'intervention Reiki sur la fatigue et l'anxiété chez les patients hémodialysés : une étude contrôlée randomisée**</u>

Cette étude a été menée pour étudier les effets du Reiki sur la fatigue et l'anxiété chez les patients hémodialysés. Cette étude a été conçue comme une étude contrôlée randomisée. La population de l'étude était composée de patients hémodialysés à la clinique d'hémodialyse de l'hôpital d'État de Siirt, en Turquie, entre janvier et août 2021. Les patients ont été divisés en 2 groupes : Reiki et contrôle, avec 30 patients dans chaque groupe. Les patients du groupe Reiki ont subi leurs interventions respectives une fois par jour pendant 4 semaines consécutives (30-35 minutes). L'intervention du Reiki a réduit la fatigue et l'anxiété chez les patients hémodialysés.

<u>**Janvier – février 2024 :L'effet des séances de Reiki à distance sur le bien-être holistique**</u>

Cette étude a étudié l'effet des séances de Reiki à distance sur le bien-être holistique de personnes sans maladies aiguës/chroniques. L'étude a été menée entre le 1er février et le 31 mars 2022. L'échantillon était composé de 180 personnes en bonne santé vivant dans une ville de Turquie. Les participants ont assisté à des séances de Reiki à distance (intervention) de 20 minutes pendant 4 jours consécutifs. Les données pré-test ont été collectées à l'aide d'un formulaire d'informations personnelles, de l'échelle de bien-être holistique (HWBS), du calendrier des effets positifs et négatifs (PANAS) et de l'échelle de vitalité subjective (SVS). Les données post-test ont été collectées 2 jours (post-test I) et 1 semaine après l'intervention (post-test II) à l'aide du HWBS, du PANAS et du SVS.

Il y avait une différence statistiquement significative entre les scores des sous-échelles HWBS I et II avant et après le test (P < 0,05). Il y avait une différence statistiquement significative entre les scores PANAS et SVS pré-test et post-test (P < 0,05). Les séances de Reiki à distance ont amélioré le bien-être holistique des participants. Ils les ont également aidés à développer une humeur positive, à ressentir et à percevoir moins de tristesse, et à développer une vitalité subjective et une conscience cognitive.

Novembre - décembre 2023 : L'effet du Reiki et de l'aromathérapie sur les signes vitaux, la saturation en oxygène et le niveau d'anxiété chez les patients subissant une endoscopie gastro-intestinale supérieure : une étude contrôlée randomisée

Cette étude contrôlée randomisée visait à déterminer l'effet du Reiki et de l'aromathérapie sur les signes vitaux, la saturation en oxygène et le niveau d'anxiété chez les patients subissant une endoscopie gastro-intestinale haute. L'échantillon était composé de 100 patients répartis en groupes Reiki (n = 34), aromathérapie (n = 33) et contrôle (n = 33). Les données ont été collectées 3 fois (avant, pendant et après la procédure) à l'aide d'un questionnaire sur les caractéristiques descriptives, d'un formulaire de suivi et de la sous-échelle d'anxiété d'État.

Le groupe Reiki avait un score moyen sur l'échelle d'anxiété d'état de 53,59 ± 2,98 et 43,94 ± 4,31 avant et après la procédure, respectivement. Le groupe aromathérapie avait un score moyen sur l'échelle d'anxiété d'état de 54,03 ± 4,03 et 43,85 ± 3,91 avant et après la procédure, respectivement. Le groupe témoin avait un score moyen sur l'échelle d'anxiété d'état de 38,79 ± 4,68 et 53,30 ± 7,26 avant et après la procédure, respectivement (P < 0,05).

Les résultats ont montré que les groupes Reiki et aromathérapie avaient des scores de sous-échelle d'anxiété d'état significativement inférieurs à ceux du groupe témoin après la procédure, ce qui indique que le Reiki et l'aromathérapie aident à réduire les niveaux d'anxiété. Il y avait une différence significative dans les fréquences respiratoires moyennes et les niveaux de saturation en oxygène entre les groupes (P < 0,05).

En conclusion, les patients qui pratiquent le Reiki ou qui subissent de l'aromathérapie sont moins susceptibles de ressentir de l'anxiété avant une endoscopie gastro-intestinale haute.

Novembre – décembre 2023 : Effets du Reiki sur la perception de la qualité de vie déterminés par le questionnaire WHOQOL-BREF

Le Reiki est une philosophie et une technique de guérison qui dirige l'utilisation de l'énergie vitale (ki) pour le rééquilibrage énergétique, ainsi que la guérison, dans un sens holistique, des processus physiques, émotionnels, mentaux et spirituels. La pratique fait partie des pratiques intégratives et complémentaires reconnues par l'Organisation Mondiale de la Santé. Cette étude visait à évaluer les effets du Reiki sur la perception de la qualité de vie des gens, en utilisant le Quality of Life-BREF de l'Organisation mondiale de la santé (WHOQOL-BREF).

Nous avons analysé les réponses de 144 personnes et les données ont été classées en quartiles en fonction du nombre de séances de Reiki suivies. Les résultats de chaque question et dimension du questionnaire ont été analysés par test t de Student (questions individuelles) et analyse de variance (dimensions). Nous avons observé une amélioration significative de la perception de la douleur physique, du besoin de soins médicaux, du sens de la vie, de l'environnement physique, de la disponibilité de l'argent, de la disponibilité de l'information, de la locomotion, de la capacité de travail, de l'accès à la santé, du lieu de résidence et des moyens de transport. Les séances de Reiki ont amélioré la perception de la qualité de vie des gens à bien des égards, prouvant ainsi leur efficacité thérapeutique dans une approche plus large de la promotion de la santé.

<u>**Novembre 2023 : L'effet du Reiki à distance appliqué aux personnes ayant subi une amputation d'un membre sur le niveau de douleur et le bien-être holistique : une étude quasi-expérimentale**</u>

Contexte : La douleur ressentie dans un membre amputé est assez courante. La douleur fantôme affecte la vie des individus de plusieurs manières et peut nuire à leur bien-être holistique. Le Reiki à distance peut être utilisé dans la gestion de ces problèmes.

Objectif : Cette étude a été menée pour examiner l'effet du Reiki à distance appliqué à des personnes amputées d'un membre sur le niveau de douleur et le bien-être holistique.

Méthode : Il s'agit d'un pré-test quasi-expérimental en groupe unique. La recherche de conception post-test a été menée entre septembre 2022 et avril 2023 et a inclus 25 personnes amputées d'un membre. Ensuite, selon le Reiki Usui classique, une application de Reiki à distance a été effectuée pendant 20 minutes chaque jour pendant 10 jours. Les données ont été collectées au début de l'étude et à la fin du 10ème jour. Les données ont été obtenues à l'aide d'un formulaire d'informations d'introduction, de l'échelle visuelle analogique de la douleur et de l'échelle holistique du bien-être.

Résultats : L'âge moyen des participants était de 51,32 ± 16,65 ans. Il y avait une différence significative entre les niveaux de douleur pré-test et post-test des participants (p < 0,05) et les scores de la sous-échelle HWBS (p < 0,05). En conséquence, il a été déterminé qu'après des séances de Reiki à distance de 20 minutes pendant 10 jours consécutifs, les niveaux de douleur des individus étaient considérablement réduits et leur bien-être holistique amélioré.

Conclusion : Le Reiki à distance s'est avéré facile à administrer, peu coûteux, non pharmacologique et approprié à la pratique infirmière indépendante. Il est efficace pour réduire les niveaux de douleur fantôme et augmenter le bien-être holistique des personnes amputées d'un membre.

Septembre – octobre 2023 : Reiki à domicile par des soignants informels : une étude pilote à méthodes mixtes

Cette étude pilote a examiné si le Reiki dispensé par des soignants familiaux à des patients atteints de cancer à domicile était réalisable pour réduire les symptômes du cancer et améliorer les résultats liés à la santé. Un plan d'étude explicatif séquentiel à méthodes mixtes a été appliqué à l'aide de questionnaires pré-/post-Reiki et d'entretiens post-Reiki. Six dyades patient-soignant d'une clinique externe et d'établissements de soutien contre le cancer du nord-est de l'Amérique ont pratiqué quotidiennement le Reiki à domicile pendant 3 semaines.

Les différences en termes de symptômes, de bien-être mental, de qualité de vie liée à la santé et de satisfaction à l'égard du Reiki à domicile ainsi que des analyses de contenu qualitatives ont été évaluées. Des retours positifs ont été rapportés après la pratique du Reiki à domicile. Des effets statistiques importants ont été identifiés pour améliorer la fatigue, la mémoire, l'humeur, les nausées et le bien-être émotionnel ($P < 0,10$, $r = 0,51\text{-}0,59$). Tous les participants étaient satisfaits et 83,3 % d'entre eux recommanderaient la pratique autonome du Reiki à domicile. Une implication élevée et le respect du protocole d'intervention ont illustré la fidélité de l'intervention. Les données qualitatives ont révélé 2 grandes catégories, les avantages perçus et les obstacles.

Les avantages globaux du Reiki ont surpassé les obstacles liés au temps consacré et aux distractions/positionnement. Nos résultats préliminaires confirment que le protocole Reiki à domicile présentait des avantages potentiels et était réalisable et acceptable à la fois par les patients vivant dans la communauté et par leurs soignants familiaux pour favoriser les résultats liés au cancer. D'autres études avec des échantillons plus importants sont justifiées pour examiner l'efficacité du Reiki à domicile pour une modalité de soins contre le cancer centrée sur le patient.

La douleur, source de peur la plus courante et la plus importante chez les patients atteints de cancer, réduit la qualité de vie. Cette revue systématique a été menée pour déterminer l'effet du Reiki sur la douleur appliqué aux patients atteints de cancer. La création d'un protocole de revue systématique et la rédaction de l'article ont été basées sur les critères PRISMA-P (Preferred Reporting Items for Systematic Review and Meta-Analysis Protocols). La revue de la littérature a été réalisée dans les bases de données PubMed, Scopus et Cochrane Library. Sept études expérimentales et quasi-expérimentales répondaient aux critères d'inclusion, et un total de 572 patients atteints de cancer avec des échantillons allant de 18 à 180 ont été inclus.

Le Reiki en personne a été appliqué dans 6 des études incluses dans la revue systématique, tandis que dans l'une d'entre elles, le Reiki à distance a été appliqué. Bien que le Reiki se soit avéré réduire la douleur dans 5 études incluses dans la revue, il a été déterminé qu'il n'était pas efficace sur la douleur dans 2 études. Un nombre limité d'études montrent que le Reiki appliqué aux patients atteints de cancer a un effet positif sur la douleur. Il est recommandé de mener davantage d'essais contrôlés randomisés de haute qualité méthodologique qui examinent l'efficacité de l'application du Reiki chez les patients atteints de cancer.

Août 2023 : Évaluation d'un programme de Reiki à distance pour la qualité de vie liée à la santé des travailleurs de la santé de première ligne pendant la pandémie de COVID-19

Contexte : Le Reiki est une thérapie par champ biologique basée sur le modèle explicatif selon lequel les champs d'énergie et d'information des systèmes vivants peuvent être influencés pour favoriser la relaxation et stimuler une réponse de guérison.

Objectif : Mener un essai pilote pragmatique au sein d'un sujet d'un programme de Reiki à distance pour les symptômes liés à la santé des agents de santé de première ligne pendant la pandémie de COVID-19.

Méthodes : Les professionnels de la santé au Royaume-Uni (par exemple, les médecins, les infirmières et les ambulanciers paramédicaux) étaient éligibles pour s'inscrire à un programme de Reiki à distance et ont également été invités à participer à l'étude de recherche. Huit praticiens Reiki ont donné simultanément du Reiki à chaque participant à distance pendant 20 minutes pendant 4 jours consécutifs. La faisabilité de la recherche a été évaluée, y compris le recrutement, l'exhaustivité des données, l'acceptabilité et la fidélité de l'intervention, ainsi que l'évaluation préliminaire des changements dans les mesures des résultats. Le stress, l'anxiété, la douleur, le bien-être et la qualité du sommeil des participants ont été évalués à l'aide d'échelles numériques en 7 points. Les mesures ont été complétées lors de l'inscription pour recevoir le Reiki (pré) et après la séance finale de Reiki (post). Les données pré et post ont été analysées à l'aide de tests de classement signés Wilcoxon.

Résultats : 79 professionnels de la santé se sont inscrits pour recevoir du Reiki et ont pris les mesures de base. Parmi eux, 40 ont terminé les post-mesures après l'intervention de 4 jours et ont donc été inclus dans l'analyse pré-post. La plupart des participants étaient des femmes (97,5 %) et l'âge moyen était de 43,9 ans (écarts types = 11,2). L'étude était réalisable, avec un recrutement, une exhaustivité, une acceptabilité et une fidélité des données satisfaisants. Les tests de Wilcoxon ont révélé des diminutions statistiquement significatives du stress (M = -2,33 ; P < 0,001), de l'anxiété (M = -2,79 ; P < 0,001) et de la douleur (M = - 0,79 ; P < 0,001), et augmentations significatives du bien-être (M = -1,79 ; P < 0,001) et de la qualité du sommeil (M = -1,33 ; P = 0,019).

Conclusions : Le programme Reiki était réalisable et était associé à une diminution du stress, de l'anxiété et de la douleur, ainsi qu'à une augmentation du bien-être et de la qualité du sommeil chez les travailleurs de la santé de première ligne touchés par la pandémie de COVID-19.

Juillet – août 2023 : L'effet du Reiki sur la fatigue et le confort des patients hémodialysés

Objectif : Cette étude prospective, randomisée, contrôlée en parallèle, en simple aveugle, a été menée pour déterminer les effets du Reiki à distance sur les niveaux de fatigue et de confort des patients subissant un traitement d'hémodialyse (HD).

Méthodes : L'étude a été menée dans un centre de dialyse privé situé dans l'une des métropoles de Turquie entre octobre 2020 et septembre 2021. Soixante-deux patients recevant un traitement DH ont été répartis au hasard entre l'intervention (n = 31) et le contrôle (n = 31) groupes. Le Reiki à distance a été administré aux patients du groupe d'intervention trois fois par semaine pendant quatre semaines. Des séances de Reiki à distance ont eu lieu la veille du jour d'hémodialyse du patient et ont duré environ 36 à 40 minutes. Les patients du groupe témoin ont reçu un traitement de routine conformément à la politique de l'établissement sans aucune autre intervention. Les données ont été collectées à l'aide de l'échelle de gravité de la fatigue (FSS) et du questionnaire de confort général (GCQ). Les mesures ont été effectuées avant l'application du Reiki, après l'application du Reiki (le premier jour après la 12e séance) et quatre semaines après la dernière mesure afin d'évaluer si le Reiki a un effet à long terme.

Résultats : Les patients des groupes d'intervention et de contrôle étaient statistiquement similaires en termes de caractéristiques descriptives (p>0,05). Le score de fatigue du groupe d'intervention est passé de 5,42 (SD=1,20) à 3,44 (SD=1,00) immédiatement après l'intervention et à 3,21 (SD=0,86) quatre semaines après l'intervention. Dans le groupe témoin, ces valeurs étaient respectivement de 4,50 (SD=1,29), 4,70 (SD=1,22) et 4,65 (SD=1,02) (p<0,05). Le score total de confort général du groupe d'intervention est passé de 2,86 (SD = 0,30) à 3,03 (SD = 0,20) immédiatement après l'intervention et à 2,98 (SD = 0,22) quatre semaines après l'intervention. Dans le groupe témoin, ces valeurs étaient respectivement de 2,71 (SD=0,33), 2,63 (SD=0,23) et 2,59 (SD=0,30) (p<0,05).

Conclusion : Cette recherche a montré que le Reiki à distance, en tant que méthode non pharmacologique, affecte positivement la gravité de la fatigue et le niveau de confort des patients recevant un traitement d'hémodialyse (HD).

Juillet – août 2023 : L'effet du reiki sur l'anxiété, la peur, la douleur et la saturation en oxygène chez les patients en chirurgie abdominale : un essai contrôlé randomisé

Objectif : Cette étude a été menée pour évaluer l'effet du Reiki sur l'anxiété, la peur, les niveaux de douleur et la saturation en oxygène chez les patients ayant subi une chirurgie abdominale ouverte.

Matériels et méthodes : Un plan d'essai à trois bras, parallèle, randomisé et contrôlé a été utilisé dans cette étude. 93 participants ont été inscrits et répartis au hasard en trois groupes (n = 31) : reiki, reiki factice et groupes témoins. Tous les patients du groupe expérimental, avant et après les traitements de Reiki ou Sham Reiki, et tous les patients des groupes témoins sans aucune intervention ont été évalués avec le State Anxiety Inventory STAI-I, avec le Surgical Fear Questionnaire pour la peur de la chirurgie et de la douleur. Échelle EVA. Les statistiques descriptives, le test t, l'ANOVA, Mann-Whitney U, Kruskal-Wallis H et Wilcoxon ont été utilisés dans l'analyse des données de recherche.

Résultats : Les niveaux de peur chirurgicale, d'anxiété et de douleur ont diminué et les niveaux de saturation en oxygène ont augmenté dans le groupe Reiki. Les différences entre les groupes étaient statistiquement significatives ($p < 0,005$).

Discussion : Puisque le Reiki est peu coûteux, sûr, efficace et facile à appliquer, il devrait être administré par des infirmières aux patients qui doivent subir une chirurgie abdominale ouverte.

Le but de cette étude est d'étudier les effets de l'application du Reiki sur la douleur, l'anxiété et la qualité de vie des patients atteints de fibromyalgie. L'étude a été réalisée avec un total de 50 patients : 25 dans le groupe expérimental et 25 dans le groupe témoin. Le Reiki a été appliqué au groupe expérimental et le Reiki factice au groupe témoin une fois par semaine pendant 4 semaines. Les données ont été collectées auprès des participants à l'aide du formulaire d'information, de l'échelle visuelle analogique, du questionnaire sur la douleur McGill-Melzack, de l'inventaire d'anxiété des traits d'état et du formulaire court-36.

Il y avait une différence significative entre les scores moyens de douleur sur l'échelle visuelle analogique pendant et avant les mesures de la première semaine (P = 0,012), de la deuxième semaine (P = 0,002) et de la quatrième semaine (P = 0,020) des individus du groupe groupes expérimentaux et témoins, après application. De plus, à la fin de la période de 4 semaines, l'inventaire d'anxiété d'état (P = 0,005) et l'inventaire d'anxiété de trait (P = 0,003) étaient significativement diminués dans le groupe Reiki par rapport au groupe témoin. Les scores des sous-dimensions de la fonction physique (P = 0,000), de l'énergie (P = 0,009), de la santé mentale (P = 0,018) et de la douleur (P = 0,029) de la qualité de vie dans le groupe Reiki ont augmenté de manière significative par rapport au groupe témoin. groupe. L'application du Reiki aux patients atteints de fibromyalgie peut avoir des effets positifs sur la réduction de la douleur, l'amélioration de la qualité de vie et la réduction des niveaux d'anxiété liés à l'état et aux traits.

Avril 2023 : L'effet du Reiki sur les niveaux d'anxiété, de stress et de confort avant l'endoscopie gastro-intestinale : un essai randomisé contrôlé simulé

Objectif : Le but de cette étude est de déterminer l'effet du Reiki lorsqu'il est appliqué avant une endoscopie gastro-intestinale supérieure sur les niveaux d'anxiété, de stress et de confort.

Méthodes : Les patients qui répondaient aux critères d'inclusion ont été séparés par randomisation en trois groupes : Reiki, Reiki fictif et contrôle. Au total, 159 patients ont participé à l'étude. Dans les groupes d'intervention (Reiki et Reiki fictif), le Reiki et le Reiki simulé ont été appliqués une fois pendant environ 20 à 25 minutes avant l'endoscopie gastro-intestinale.

Résultats : Lorsque le groupe Reiki a été comparé au groupe Reiki factice et aux groupes témoins après l'intervention, la diminution des niveaux de stress du patient (P < 0,001) et d'anxiété (P < 0,001) et l'augmentation du confort du patient (P < 0,001) .001) se sont révélés statistiquement significatifs.

Conclusions : Le Reiki appliqué aux patients avant une endoscopie gastro-intestinale haute s'est avéré efficace pour réduire le stress et l'anxiété et pour augmenter le confort.

Mars – avril 2023 : Les effets du Reiki et du massage des mains sur la douleur et la fatigue chez les patients atteints de polyarthrite rhumatoïde

Objectif : La présente étude a été menée afin de déterminer les effets du Reiki et du massage des mains sur la douleur et la fatigue des patients atteints de polyarthrite rhumatoïde.

Méthodes : Cette étude ayant un plan expérimental contrôlé randomisé a été réalisée auprès de 105 individus (35 en Reiki, 37 en massage des mains et 33 en contrôle). Les données de l'étude ont été collectées entre juillet 2020 et décembre 2021 à l'aide d'un formulaire d'informations personnelles, d'une échelle visuelle analogique et d'une échelle de fatigue Piper.

Résultats : Le score moyen de douleur et l'intensité de la fatigue des patients ont diminué après les interventions de Reiki et de massage des mains et la différence s'est avérée statistiquement significative ($p < 0,05$). Le Reiki et le massage des mains ont réduit les niveaux de douleur et de fatigue des patients souffrant de polyarthrite rhumatoïde.

Conclusion : Il est recommandé d'utiliser le Reiki et le massage des mains pour gérer les symptômes et prodiguer des soins aux patients.

<u>**Janvier - février 2023 : L'effet des interventions d'acupression ou de reiki sur les niveaux de douleur et de fatigue des patients cancéreux recevant des soins palliatifs : une étude contrôlée randomisée**</u>

Objectif : Il est important de maîtriser la douleur pour calmer l'individu et réduire les complications. Cette recherche a été menée dans le but de déterminer l'effet des interventions d'acupression ou de Reiki sur les niveaux de douleur et de fatigue des patients atteints d'un cancer de stade III et IV recevant des soins palliatifs.

Méthode : La recherche était une étude contrôlée randomisée en simple aveugle, à mesures répétées. Les données de recherche ont été collectées entre février et novembre 2022. L'échantillon de recherche était composé de groupes d'intervention d'acupression et de Reiki et d'un groupe témoin avec 52 patients dans chaque groupe pour un total de 156 patients. L'acupression ou le Reiki ont été appliqués à leurs groupes d'intervention pour un total de huit séances de 20 minutes chacune sur quatre semaines, une fois par jour, deux jours par semaine. Les données ont été collectées au moyen d'un formulaire de description du patient, d'un formulaire de suivi analgésique, de l'échelle numérique d'évaluation de la douleur et du bref inventaire de fatigue.

Résultats : Par rapport au groupe témoin, une réduction significative a été observée au fil du temps des niveaux de douleur (p < 0,001), d'utilisation d'analgésiques (p < 0,001) et de fatigue (p < 0,001) dans les groupes d'intervention d'acupression ou de Reiki.

Conclusion : Les interventions d'acupression ou de Reiki se sont révélées efficaces pour réduire les niveaux de douleur, l'utilisation d'analgésiques et la fatigue. Il a été constaté qu'en plus de leur utilisation dans les soins infirmiers de routine, les deux traitements peuvent être acceptés comme interventions infirmières efficaces réduisant la douleur et la fatigue chez les patients atteints d'un cancer de stade III et IV recevant des soins palliatifs.

Décembre 2022 : L'effet du Reiki sur l'anxiété, la peur, la douleur et la saturation en oxygène chez les patients en chirurgie abdominale : un essai contrôlé randomisé

Objectif : Cette étude a été menée pour évaluer l'effet du Reiki sur l'anxiété, la peur, les niveaux de douleur et la saturation en oxygène chez les patients ayant subi une chirurgie abdominale ouverte.

Matériels et méthodes : Un plan d'essai à trois bras, parallèle, randomisé et contrôlé a été utilisé dans cette étude. 93 participants ont été recrutés et répartis au hasard en trois groupes (n = 31) : Reiki, Reiki simulé et groupes témoins. Tous les patients du groupe expérimental, avant et après les traitements Reiki ou Sham Reiki, et tous les patients des groupes témoins sans aucune intervention ont été évalués avec le State Anxiety Inventory STAI-I, avec le Surgical Fear Questionnaire pour la peur de la chirurgie et de la douleur. Échelle VAS. Les statistiques descriptives, le test t, l'ANOVA, Mann-Whitney U, Kruskal-Wallis H et Wilcoxon ont été utilisés dans l'analyse des données de recherche.

Résultats : Les niveaux de peur chirurgicale, d'anxiété et de douleur ont diminué et les niveaux de saturation en oxygène ont augmenté dans le groupe Reiki. Les différences entre les groupes étaient statistiquement significatives ($p < 0{,}005$).

Discussion : Étant donné que le Reiki est peu coûteux, sûr, efficace et facile à appliquer, il devrait être administré par des infirmières aux patients devant subir une chirurgie abdominale ouverte.

Décembre 2022 : L'effet des interventions d'acupression ou de Reiki sur les niveaux de douleur et de fatigue des patients cancéreux recevant des soins palliatifs : une étude contrôlée randomisée

Objectif : Il est important de maîtriser la douleur pour calmer la personne et réduire les complications. Cette recherche a été menée dans le but de déterminer l'effet des interventions d'acupression ou de Reiki sur les niveaux de douleur et de fatigue des patients atteints de cancer de stade III et IV recevant des soins palliatifs.

Méthode : La recherche était une étude contrôlée randomisée en simple aveugle, à mesures répétées. Les données de recherche ont été recueillies entre février et novembre 2022. L'échantillon de recherche était composé de groupes d'intervention d'acupression et de Reiki et d'un groupe témoin avec 52 patients dans chaque groupe pour un total de 156 patients. L'acupression ou le Reiki ont été appliqués à leurs groupes d'intervention pour un total de huit séances de 20 minutes chacune sur quatre semaines, une fois par jour deux jours par semaine. Les données ont été recueillies au moyen d'un formulaire de description du patient, d'un formulaire de suivi analgésique, de l'échelle numérique d'évaluation de la douleur et du bref inventaire de la fatigue.

Résultats : En comparaison avec le groupe témoin, une réduction significative a été observée au fil du temps dans les niveaux de douleur (p < 0,001), d'utilisation d'analgésiques (p < 0,001) et de fatigue (p < 0,001) dans les groupes d'intervention Acupression ou Reiki.

Conclusion : Les interventions d'acupression ou de Reiki se sont avérées efficaces pour réduire les niveaux de douleur, l'utilisation d'analgésiques et la fatigue. Il a été constaté qu'en plus de leur utilisation dans les soins infirmiers de routine, les deux traitements peuvent être acceptés comme des interventions infirmières efficaces qui réduisent la douleur et la fatigue chez les patients atteints d'un cancer de stade III et IV recevant des soins palliatifs.

<u>**Octobre - décembre 2022 :** **Expériences avec une intervention de Reiki à distance pendant la pandémie de COVID-19 en utilisant le cadre de la science des êtres humains unitaires**</u>

Un nombre croissant de personnes signalent une augmentation du stress et de l'anxiété associés à la pandémie de COVID-19. Une conception de faisabilité à méthodes mixtes a été menée pour étudier le Reiki à distance en tant que modalité de guérison virtuelle dans le cadre de Rogers de la science des êtres humains unitaires. Les données ont été recueillies à l'aide d'entretiens pré- et post-session de Reiki à distance et de 2 enquêtes.

Les résultats de l'étude ont démontré des changements dans la manifestation du modèle des participants et des réductions statistiquement significatives du stress et de l'anxiété perçus ($P < 0{,}001$). Les résultats préliminaires soutiennent la faisabilité du Reiki à distance et suggèrent que les infirmières, qui sont des praticiennes du Reiki, peuvent influencer le domaine humain-environnemental pour favoriser la guérison.

<u>Octobre 2022 : L'effet du Reiki sur l'anxiété, le stress et les niveaux de confort avant l'endoscopie gastro-intestinale : un essai randomisé contrôlé par simulation</u>

Objectif : L'objectif de cette étude est de déterminer l'effet du Reiki lorsqu'il est appliqué avant une endoscopie digestive haute sur les niveaux d'anxiété, de stress et de confort.

Conception : Cette étude en simple aveugle, de conception pré-test et post-test, randomisée et contrôlée par simulation s'est déroulée entre février et juillet 2021.

Méthodes : Les patients qui répondaient aux critères d'inclusion ont été séparés par randomisation en trois groupes : Reiki, faux Reiki et contrôle. Au total, 159 patients ont participé à l'étude. Dans les groupes d'intervention (Reiki et faux Reiki), le Reiki et le faux Reiki ont été appliqués une fois pendant environ 20 à 25 minutes avant l'endoscopie gastro-intestinale.

Résultats : Lorsque le groupe Reiki a été comparé au groupe Reiki fictif et au groupe témoin après l'intervention, la diminution des niveaux de stress du patient (P < 0,001) et d'anxiété (P < 0,001) et l'augmentation du confort du patient (P < .001) se sont avérés statistiquement significatifs.

Conclusions : Le Reiki appliqué aux patients avant l'endoscopie gastro-intestinale haute a été efficace pour réduire le stress et l'anxiété et pour augmenter le confort.

Cette étude a étudié l'effet des séances de Reiki à distance sur le bien-être holistique des personnes sans maladies aiguës/chroniques. L'étude a été menée entre le 1er février et le 31 mars 2022. L'échantillon était composé de 180 personnes en bonne santé vivant dans une ville de Turquie. Les participants ont assisté à des séances de Reiki à distance de 20 minutes (intervention) pendant 4 jours consécutifs. Les données pré-test ont été recueillies à l'aide d'un formulaire d'informations personnelles, l'échelle holistique de bien-être (HWBS), le programme d'affects positifs et négatifs (PANAS) et l'échelle de vitalité subjective (SVS). Les données post-test ont été recueillies 2 jours (post-test I) et 1 semaine après l'intervention (post-test II) à l'aide du HWBS, du PANAS et du SVS.

Il y avait une différence statistiquement significative entre les scores des sous-échelles HWBS I et II du prétest et du posttest (P < 0,05). Il y avait une différence statistiquement significative entre les scores PANAS et SVS pré-test et post-test (P < 0,05). Les séances de Reiki à distance ont amélioré le bien-être holistique des participants. Ils les ont également aidés à développer une humeur positive, à ressentir et percevoir moins de tristesse, et à développer une vitalité subjective et une conscience cognitive.

<u>**Septembre - octobre 2022 : Effets de réduction du stress et de l'anxiété d'un programme de Reiki pendant la pandémie de COVID-19 chez les employés à Lima, au Pérou**</u>

Des preuves ont été trouvées de la façon dont la pandémie de la maladie à coronavirus 2019 (COVID-19) a augmenté les indicateurs de stress et d'anxiété. Dans ce contexte, la présente recherche vise à déterminer l'effet d'un programme d'intervention de Reiki à distance sur le stress et l'anxiété pendant la période d'isolement due au COVID-19 chez les personnes travaillant dans la ville de Lima, au Pérou. L'hypothèse connexe était que le Reiki à distance générerait une réduction des niveaux de stress et d'anxiété. Il s'agissait d'un plan quasi-expérimental avec des pré-tests et des post-tests, avec un échantillonnage raisonné non probabiliste.

Au total, 28 employés ont participé (12 dans le groupe expérimental et 16 dans le groupe témoin). Dans le cadre de la méthode, les instruments suivants ont été utilisés : l'EPGE, l'IDARE et l'échelle d'anxiété liée au coronavirus (CAS).

Il y a eu une forte diminution du paramètre de détresse (d de Cohen = 1,006), ainsi que du paramètre d'état d'anxiété (d = 1,678) et une forte augmentation de l'eustress (d = 0,921). De même, il y avait une réduction globale du paramètre d'anxiété de trait (d = 0,373) dans tous les cas par rapport au groupe témoin. L'anxiété liée au coronavirus n'a montré aucun impact majeur. Ces résultats fournissent des preuves initiales sur les effets du Reiki à distance chez les Péruviens et fournissent la base pour promouvoir cette thérapie rentable, générant une contribution pratique et sociale.

Septembre 2022 : Une évaluation de l'expérience subjective de recevoir du Reiki : résultats qualitatifs d'une étude d'efficacité pragmatique

Objectifs : Le but principal de cette étude était d'évaluer l'expérience subjective du Reiki dans un large échantillon.

Conception : La conception de l'étude était un essai d'efficacité pragmatique à un seul bras avec des questions qualitatives complétées après la session de Reiki.

Cadre : L'étude a eu lieu dans des cabinets privés de Reiki à travers les États-Unis.

Sujets : Au total, 99 praticiens de Reiki ont répondu aux critères d'inclusion et ont participé à l'étude. Les praticiens de Reiki ont invité chacun de leurs clients Reiki à répondre à un sondage avant et après la séance de Reiki. Sur les N = 1575 séances de Reiki enregistrées, N = 1284 réponses qualitatives ont été complétées (82% du total) et incluses dans l'analyse. Interventions : Des maîtres Reiki formés et expérimentés ont animé des séances de Reiki en personne, chaque séance durant entre 45 et 90 min. Mesures des résultats : les participants ont été invités à décrire leur expérience au cours de la séance de Reiki.

Résultats : L'analyse qualitative a révélé huit grands thèmes : (1) relaxation profonde et calme (68 %), (2) sensations corporelles/expériences somatiques (53 %), (3) émotions (29 %), (4) signification spirituelle ou symbolique (18 %), (5) modifications des symptômes (17 %), (6) modifications de la perception (11 %), (7) sommeil et somnolence (10 %), et (8) modifications de la respiration (4 %). Significativement plus d'hommes ont déclaré se sentir détendus et éprouver des changements de perception du temps, tandis que plus de femmes ont signalé des sensations corporelles, des émotions, des perceptions visuelles et une signification spirituelle.

Conclusions : Les résultats de cette étude suggèrent que le Reiki peut susciter la réponse de relaxation et modifier les émotions et la perception de manière à faciliter une expérience de guérison subjective transformatrice. Les travaux futurs analyseront ces thèmes en ce qui concerne les changements dans les symptômes et compareront l'expérience du Reiki avec d'autres thérapies biofield.

Août 2022 : Effet de la thérapie Reiki sur la tension artérielle et la consommation d'alcool chez les jeunes adultes : un essai clinique

Introduction : L'Organisation Mondiale de la Santé (OMS) reconnaît la thérapie Reiki comme une forme de thérapie au sein de la classification des thérapies alternatives. Récemment, un intérêt croissant concernant la mise en œuvre de la thérapie Reiki dans les soins aux patients liés au domaine des soins infirmiers a été détecté ; cependant, il existe peu d'études scientifiquement rigoureuses qui soutiennent cela.

Objectif : Déterminer l'effet de la thérapie Reiki sur la tension artérielle (TA) et la consommation d'alcool chez les jeunes adultes souffrant d'hypertension, dans deux communautés urbaines du nord du Mexique.

Méthodologie : Un essai clinique randomisé et contrôlé, avec un groupe expérimental équivalent (EG) et un groupe témoin (CG). Conception longitudinale de mesures parallèles répétées et masquage en triple aveugle.

Résultats : Les moyennes de la pression artérielle moyenne (PAM) de l'EG. vs CG dans le test vs retest étaient : 109,91 ± 2,3 vs 111,19 ± 3,3 (P = 0,140) et retest : 97,00 ± 4,9 vs 110,94 ± 2,9 (P = 0,001). En consommation d'alcool au test : 11,00 ± 2,9 vs 11,54 ± 2,8 (P = 0,527) et au retest : 8,83 ± 1,02 vs 11,83 ± 1,92 (P = 0,001). Dans l'analyse ANOVA pour l'EG, la MAP diminue entre les mesures 1 et 2 ; et 1 et 3 (P = 0,001). En ce qui concerne la consommation d'alcool, il n'y avait pas de différence entre les mesures 1 et 2 ni entre les mesures 2 et 3. Il n'y avait qu'une différence significative entre les mesures 1 et 3 (P = 0,015).

Conclusion : Les résultats obtenus ont confirmé notre hypothèse de recherche, puisque l'EG a eu un effet significatif sur la diminution de la PAM et de la consommation d'alcool après 21 séances d'intervention de thérapie Reiki.

<u>Août 2022 : Reiki pour la promotion de la santé et de la qualité du sommeil chez les professionnels infirmiers hospitaliers</u>

Objectifs : connaître les répercussions d'une intervention de thérapie Reiki sur la qualité du sommeil des professionnels soignants exerçant dans un hôpital général.

Méthodes : une étude qualitative-quantitative menée auprès de 16 professionnels de l'équipe de soins infirmiers d'un hôpital du nord-ouest du Paraná, qui ont participé à une intervention consistant en six séances hebdomadaires de Reiki. Données recueillies de septembre 2019 à mars 2020 par le biais d'entretiens semi-structurés et de l'application du Pittsburgh Sleep Quality Index avant et après l'intervention.

Résultats : une meilleure qualité de sommeil, caractérisée par une réduction du temps d'endormissement et des cauchemars, et une augmentation des heures de sommeil.

Conclusions : l'intervention de Reiki a eu un impact positif sur la qualité du sommeil des participants.

<u>**Juillet - août 2022 : Les effets du Reiki et du massage du dos sur la douleur et les signes vitaux des femmes après une hystérectomie abdominale : un essai contrôlé randomisé : les effets du Reiki et du massage du dos sur la douleur et les signes vitaux des femmes**</u>

Contexte : L'utilisation du Reiki et du massage du dos pour soutenir les traitements pharmacologiques est de plus en plus courante en soins infirmiers. Cette étude visait à déterminer les effets du Reiki et du massage du dos sur la douleur, l'utilisation d'analgésiques et les signes vitaux chez les femmes ayant subi une hystérectomie abdominale ouverte.

Méthodes ; Cette étude expérimentale impliquait une conception unique, en aveugle, pré-test-post-test. La population étudiée comprenait des femmes qui avaient subi une hystérectomie abdominale dans les cliniques d'obstétrique de l'hôpital de formation et de recherche Gazi Yaşargil et de l'hôpital universitaire Dicle entre juillet 2017 et février 2018. Les patientes ont été divisées en trois groupes : un groupe Reiki, un groupe de massage du dos et un groupe témoin. Chaque groupe comprenait 34 patients. Le Reiki ou le massage du dos a été appliqué aux patients des groupes non témoins respectifs pendant 20 minutes une fois par jour. Les données ont été recueillies à l'aide d'un formulaire d'information sur le patient, l'« Échelle d'évaluation numérique de la douleur » et le « Formulaire de suivi des signes vitaux et des analgésiques postopératoires ».

Résultats : Des différences statistiquement significatives dans l'intensité de la douleur et l'utilisation d'analgésiques ont été observées entre les femmes du groupe Reiki et les femmes des groupes massage du dos et contrôle (p < 0,001). Des différences significatives dans les signes vitaux ont été observées entre les groupes avant et après leurs procédures respectives ; dans le groupe Reiki, ils avaient tendance à diminuer, alors que dans les groupes massage du dos et contrôle, ils avaient tendance à augmenter.

Conclusion : Les résultats de cette étude ont confirmé que la douleur, l'utilisation d'analgésiques et les signes vitaux ont diminué après le Reiki chez les femmes ayant subi une hystérectomie abdominale.

Juillet 2022 : Le Reiki améliore-t-il les symptômes de santé mentale au-dessus du placebo ?

Contexte : Le Reiki est une technique de guérison énergétique ou une thérapie de champ biologique dans laquelle un thérapeute attentif place ses mains sur ou près du corps du client et envoie de l'énergie au client pour activer la capacité du corps à se guérir et à rétablir l'équilibre. Il a été développé au Japon à la fin du 19ème siècle par Mikao Usui de Kyoto. Compte tenu de l'énorme fardeau socio-économique international de la santé mentale, des traitements peu coûteux, sûrs et fondés sur des preuves seraient les bienvenus. Le Reiki est sûr, peu coûteux et des recherches préliminaires suggèrent qu'il peut aider à traiter une grande variété de maladies. Étant donné que le Reiki est une thérapie biofield, de plus en plus utilisée et non encore acceptée par le paradigme biomédical dominant, il est important d'établir son efficacité par rapport au placebo. Cette étude visait à examiner l'efficacité du Reiki par rapport à un placebo dans le traitement des symptômes de la santé mentale et à explorer les paramètres de son efficacité.

Méthode : Une revue systématique d'essais randomisés contrôlés par placebo (RPCT) examinant l'efficacité du Reiki dans le traitement des symptômes de santé mentale chez les adultes a été menée par le biais d'une recherche systématique dans PubMed, PsycINFO, MEDLINE, CINAHL, Web of Science,

Scopus, Embase et ProQuest. . Quatorze études remplissaient les critères d'inclusion et le risque de biais a été évalué à l'aide de l'outil d'évaluation ROB 2 révisé de Cochrane. Cela a été suivi d'un classement des recommandations, de l'évaluation, du développement et des évaluations (GRADE).

Résultats : Les preuves à ce jour suggèrent que le Reiki démontre systématiquement un effet thérapeutique plus important que le placebo pour certains symptômes de santé mentale. Le niveau de preuve GRADE est élevé pour les niveaux de stress et de dépression cliniquement pertinents, modéré à élevé pour les niveaux d'anxiété cliniquement pertinents, faible à modéré pour les niveaux normaux de stress, et faible à modéré pour l'épuisement professionnel, et faible pour les niveaux normaux de dépression et anxiété.

Conclusion : Les résultats suggèrent que le Reiki pourrait être plus efficace dans le traitement de certains domaines de la santé mentale que le placebo, en particulier si les symptômes sont cliniquement pertinents. À ce jour, il existe un petit nombre d'études dans chaque domaine, par conséquent, les résultats ne sont pas concluants et davantage d'ECR contrôlant le placebo dans la recherche sur le Reiki sont nécessaires. La plupart des études incluses ont également été évaluées comme présentant un risque de biais préoccupant. L'intégration du Reiki comme traitement complémentaire à la psychothérapie traditionnelle pour la dépression, le stress et l'anxiété peut être appropriée.

<u>**Juin 2022 : Les effets du Reiki et du massage des mains sur la douleur et la fatigue chez les patients atteints de polyarthrite rhumatoïde**</u>

Objectif : La présente étude a été menée afin de déterminer les effets du Reiki et du massage des mains sur la douleur et la fatigue des patients atteints de polyarthrite rhumatoïde.

Méthodes : Cette étude au plan expérimental contrôlé randomisé a été réalisée auprès de 105 personnes (35 en Reiki, 37 en massage des mains et 33 en contrôle). Les données de l'étude ont été recueillies entre juillet 2020 et décembre 2021 à l'aide d'un formulaire d'informations personnelles, de l'échelle visuelle analogique et de l'échelle de fatigue de Piper.

Résultats : Le score moyen de la douleur et la sévérité de la fatigue des patients ont diminué après les interventions de Reiki et de massage des mains et la différence s'est avérée statistiquement significative ($p < 0,05$). Le Reiki et le massage des mains ont réduit les niveaux de douleur et de fatigue des patients souffrant de polyarthrite rhumatoïde.

Conclusion : Il est recommandé d'utiliser le Reiki et le massage des mains pour gérer les symptômes et prodiguer des soins aux patients.

Avril 2022 : L'effet du Reiki à distance sur les niveaux de stress et de fatigue des infirmières travaillant dans les cliniques COVID-19 : une étude randomisée contrôlée en simple aveugle

L'étude a été menée à l'aide d'une méthode d'essai en simple aveugle pré/post-test, randomisée et contrôlée. Après le prétest, un sondage a été administré et le Reiki à distance a été appliqué aux infirmières du groupe d'intervention (n = 30) pendant 20 minutes par jour pendant 4 jours consécutifs à une heure habituelle. Aucune intervention n'a été faite dans le groupe témoin (n = 32). Le deuxième jour après la quatrième séance de Reiki, une enquête post-test a été administrée aux infirmières du groupe d'intervention. Le groupe de contrôle, d'autre part, a été administré l'enquête post-test avec le dernier groupe d'intervention.

En conséquence, dans le groupe d'intervention, il y a eu une diminution des scores moyens de la sous-dimension Approche impuissante sur l'échelle du style d'adaptation et une augmentation des scores moyens des sous-dimensions Approche optimiste et soutien social (P < 0,05). Dans l'échelle visuelle analogique de fatigue, le score moyen de fatigue dans le groupe d'intervention a diminué et il y a eu une augmentation du score moyen de la sous-dimension énergie (P < 0,05).

Mars - avril 2022 : Faisabilité et effet du Reiki sur la physiologie et le stress autoperçu des infirmières dans un grand hôpital américain

Les infirmières vivent du stress au travail. Nous avons évalué la faisabilité et l'effet du Reiki pour soulager le stress du personnel infirmier pendant un quart de travail. Tous les traitements Reiki se sont déroulés sans interruption et ont duré 30 minutes.

Les scores de stress, la fréquence respiratoire et la fréquence cardiaque ont été significativement diminués immédiatement après le traitement Reiki.

<u>**Février 2022 : Perceptions des praticiens du Reiki de l'impact de la pandémie de COVID-19 sur l'expérience, la pratique et l'avenir du Reiki**</u>

Objectifs : Cette étude a examiné l'impact de la pandémie de COVID-19 sur l'expérience, la pratique et l'avenir du Reiki au Royaume-Uni, y compris l'impact personnel de la pandémie sur les praticiens et leur travail, les perceptions des praticiens sur l'avenir de la profession et la prestation du Reiki , et les expériences et points de vue des praticiens sur le Reiki à distance par rapport aux traitements manuels ou à proximité du corps.

Méthode : Une étude qualitative par entretiens semi-directifs a été réalisée auprès de 10 praticiens Reiki. Les entretiens ont été enregistrés, retranscrits textuellement et analysés à l'aide d'une analyse thématique.

Résultats : Trois thèmes ont été identifiés : s'adapter et grandir avec les défis de la COVID-19, le Reiki pour la résilience individuelle et communautaire, et passer du Reiki traditionnel à un Reiki lointain moins connu.

Conclusion : Bien que la pandémie de COVID-19 ait personnellement touché les praticiens du Reiki, ils se sont concentrés sur la transformation de l'adversité en opportunité, pour surmonter un sentiment de déconnexion et d'isolement social, en fournissant un soutien social et en promouvant la résilience individuelle et communautaire. Les praticiens se sont concentrés sur les soins personnels, le développement personnel et l'ouverture à la communauté. L'équipement de protection individuelle était perçu comme nécessaire pour le contrôle des infections, mais comme un obstacle potentiel à l'expérience du client en matière de Reiki. Ils ont vu l'intérêt d'adapter leur pratique dans le cadre de l'avenir de la profession en utilisant les nouvelles technologies et la guérison Reiki à distance, mais il était clair que cela ne pouvait pas remplacer le contact en personne.

<u>Février 2022 : Une étude de la thérapie Reiki sur les symptômes désagréables chez les enfants atteints de paralysie cérébrale</u>

Les enfants atteints de paralysie cérébrale (PC) éprouvent généralement des symptômes désagréables tels que la douleur, la colère et la tristesse. Le but de cette étude quasi-expérimentale, guidée par la théorie des symptômes désagréables (TOUS), était d'examiner l'aspect pratique et l'impact de la prestation de la thérapie Reiki (RT) à domicile au cours d'une phase d'intervention de 8 semaines chez les enfants atteints de PC. Treize participants pédiatriques ont été recrutés, âgés de 5 à 16 ans. La thérapie Reiki a été administrée par un thérapeute Reiki de niveau 3 à domicile pendant 8 semaines consécutives. Les parents ont rempli des questionnaires en ligne traitant des symptômes désagréables de leurs enfants. Le cortisol capillaire a été mesuré comme indicateur de stress. Presque toutes les procédures d'étude ont été complétées par les participants, ce qui indique que les méthodes sont réalisables pour une étude plus vaste.

La thérapie Reiki a significativement diminué la douleur en position couchée (3,09 contre 2,00 ; p = 0,002) mais pas en position assise (2,55 contre 2,09 ; p = 0,40). Les symptômes de colère ont montré une tendance à l'amélioration chez les participants. Ces résultats préliminaires démontrent que le Reiki est une modalité thérapeutique qui mérite d'être approfondie dans la population pédiatrique PC.

<u>Janvier – Février 2022 : Thérapie Reiki pour les très jeunes enfants hospitalisés recevant des soins palliatifs</u>

Contexte : Environ la moitié des enfants recevant des soins palliatifs ont moins de cinq ans, cependant, il existe quelques études explorant les interventions de soins palliatifs pour cette population. Le but de cette étude était d'évaluer les effets du Reiki sur la douleur, le stress, les rythmes cardiaque et respiratoire, l'oxygénation et la qualité de vie (QoL) chez les jeunes enfants hospitalisés recevant des services de soins palliatifs.

Méthodes : Dans cette étude pilote à groupe unique, des enfants hospitalisés recevant des soins palliatifs âgés de 1 à 5 ans ont reçu deux séances de Reiki par semaine pendant 3 semaines. Les mesures physiologiques ont été évaluées avant/après chaque session, et les mesures de la douleur et de la qualité de vie rapportées par les parents ont été recueillies au départ, à 3 semaines et à 6 semaines. L'évaluation par les parents de l'efficacité perçue du Reiki et leurs propres symptômes ont également été mesurés.

Résultats : Seize familles ont consenti. Les enfants avaient un âge moyen de 26 mois et comprenaient neuf garçons et sept filles. Les résultats n'étaient pas significatifs, mais il y avait des tailles d'effet clinique moyennes à importantes pour la qualité de vie, le stress, l'oxygénation, les fréquences cardiaques et respiratoires des enfants. Les scores de santé physique et mentale des parents ont diminué avec le temps. Les enfants ont montré des signes de relaxation tels qu'un sommeil calme après le Reiki par rapport à une séance de pré-Reiki active et éveillée.

Conclusion : Le Reiki est une thérapie relaxante non invasive qui est utile pour les jeunes enfants hospitalisés recevant des soins palliatifs. Les enfants ont réagi positivement dans les mesures d'action et de résultats. Des études multisites avec des échantillons plus importants sont nécessaires pour pouvoir générer suffisamment de preuves scientifiques pour recommander pleinement le Reiki comme complément à la gestion de la douleur.

<u>**Janvier 2022 :** Effets de la séance de Reiki en excluant les variables responsables de l'effet placebo sur un groupe d'adultes</u>

Contexte : Le Reiki est une méthode de guérison naturelle très populaire utilisée pour la prévention mais aussi pour la séance complémentaire de nombreux troubles et maladies humaines, y compris la dépression, l'anxiété et divers types de maladies chroniques, mais aussi pour le soulagement de la douleur et pour favoriser la relaxation. et bien-être général.

Objectif principal de l'étude : Le périmètre de cette étude a été d'évaluer l'effet du Reiki chez des sujets n'ayant jamais reçu auparavant une séance de Reiki et qui ne connaissaient pas ses effets ni ses pratiques méthodologiques excluant les variables responsables de l'effet placebo.

Méthodes/conception : Un groupe hétérogène de 70 volontaires, hommes et femmes, a été choisi pour cette étude, et les résultats rapportés dans cet article ont été obtenus en analysant les réponses aux questionnaires à l'aide d'une échelle de Likert.

Résultats : Cette étude a démontré qu'un style de pratique énergétique Reiki est capable d'amener les gens à se détendre en présence de perturbations environnementales et en l'absence d'autres techniques adjuvantes, telles que l'aromathérapie, la musicothérapie et la relaxation préliminaire, responsables de l'effet placebo. Les effets et sensations les plus significatifs détectés à partir des questionnaires sont une perception de chaleur pendant la séance, une augmentation de la relaxation, une amélioration de l'humeur, une sensation de soulagement, et en général une augmentation du bien-être.

Conclusion : Ces résultats sont significatifs aussi parce qu'ils sont liés à la technique Reiki seule. Cependant, des études complémentaires sont nécessaires pour mieux comprendre ses mécanismes d'action et évaluer ses effets tant sur le corps physique que sur la partie émotionnelle et psycho-spirituelle de l'individu.

<u>Décembre 2021 : Perceptions des praticiens du Reiki sur l'impact de la pandémie de COVID-19 sur l'expérience, la pratique et l'avenir du Reiki</u>

Objectifs : Cette étude a examiné l'impact de la pandémie de COVID-19 sur l'expérience, la pratique et l'avenir du Reiki au Royaume-Uni, y compris l'impact personnel de la pandémie sur les praticiens et leur travail, les perceptions des praticiens de l'avenir de la profession et de la prestation du Reiki. , et les expériences et points de vue des praticiens sur le Reiki à distance par rapport aux traitements pratiques ou à proximité du corps.

Méthode : Une étude qualitative utilisant des entretiens semi-directifs a été réalisée auprès de 10 praticiens de Reiki. Les entretiens ont été enregistrés, retranscrits mot à mot et analysés à l'aide d'une analyse thématique.

Résultats : Trois thèmes ont été identifiés : s'adapter et grandir avec les défis de COVID-19, le Reiki pour la résilience individuelle et communautaire, et passer du Reiki traditionnel à un Reiki distant moins connu.

Conclusion : Alors que la pandémie de COVID-19 a personnellement affecté les praticiens du Reiki, ils se sont concentrés sur la transformation de l'adversité en opportunité, pour surmonter un sentiment de déconnexion et d'isolement social, en fournissant un soutien social et en promouvant la résilience individuelle et communautaire. Les praticiens se sont concentrés sur les soins personnels, le développement personnel et le contact avec la communauté. L'équipement de protection individuelle était perçu comme nécessaire pour le contrôle des infections mais comme un obstacle potentiel à l'expérience du client avec le Reiki. Ils voyaient l'intérêt d'adapter leur pratique dans le cadre de l'avenir de la profession en utilisant les nouvelles technologies et la guérison à distance par le Reiki, mais étaient clairs que cela ne pouvait pas remplacer le contact en personne.

Cette étude randomisée, en simple aveugle, contrôlée par placebo a été menée pour évaluer l'effet des applications de Reiki sur la douleur, la fatigue et la qualité de vie chez les adolescents atteints de dysménorrhée. Il y avait 38 patients dans le groupe Reiki et 37 dans le groupe contrôlé par placebo. Le Reiki s'est avéré efficace sur la douleur et la fatigue chez les adolescents atteints de dysménorrhée mais sans effet sur la qualité de vie

<u>**Novembre - décembre 2021 : Effet de la thérapie Reiki sur la qualité de vie et les niveaux de fatigue des patientes atteintes d'un cancer du sein recevant une chimiothérapie**</u>

Contexte : La qualité de vie des patients recevant une chimiothérapie diminue et la fatigue est l'un des symptômes les plus courants. Le Reiki est utilisé pour les patients atteints de cancer comme une méthode complémentaire et alternative basée sur l'énergie.

Objectif : Le but de cette étude était de déterminer l'effet de la thérapie Reiki sur la qualité de vie et les niveaux de fatigue chez les patientes atteintes d'un cancer du sein recevant une chimiothérapie.

Méthodes : Il s'agissait d'une étude quasi-expérimentale pré-test-post-test avec un groupe témoin : 70 patients inscrits avec 35 participants dans le groupe expérimental et 35 dans le groupe témoin. Le groupe expérimental a reçu 6 séances de thérapie Reiki. Les données ont été recueillies à l'aide d'un formulaire d'information du patient, de l'échelle de fatigue Piper et du questionnaire sur la qualité de vie de l'Organisation européenne pour la recherche et le traitement du cancer.

Résultats : Les scores moyens sur la sous-échelle de bien-être général dans le questionnaire sur la qualité de vie de l'Organisation européenne pour la recherche et le traitement du cancer ont augmenté dans le groupe expérimental et ont diminué dans le groupe témoin, tandis que les scores moyens sur la fonction générale et les symptômes généraux les sous-échelles ont diminué dans le groupe expérimental et augmenté dans le groupe témoin. Les différences entre les groupes étaient statistiquement significatives (P < 0,001). Les scores moyens de l'échelle de fatigue Piper du groupe expérimental ont diminué, tandis que ceux du groupe témoin ont augmenté ; les différences entre les groupes étaient statistiquement significatives (P < 0,001).

Conclusion : Le Reiki peut réduire la fatigue et augmenter la qualité de vie des patientes atteintes d'un cancer du sein recevant une chimiothérapie.

Implications pour la pratique : La thérapie Reiki peut être utilisée comme intervention infirmière pour augmenter la qualité de vie et réduire la fatigue chez les patientes atteintes d'un cancer du sein recevant une chimiothérapie.

Novembre – décembre 2021 : Faisabilité et acceptabilité d'une intervention de Reiki auprès de très jeunes enfants recevant des soins palliatifs

Contexte : Très peu de recherches ont été rapportées sur les stratégies de gestion des symptômes non pharmacologiques pour les très jeunes enfants hospitalisés recevant des soins palliatifs, et aucune n'a impliqué le Reiki, une thérapie par toucher léger.

Objectifs : Le but de cette étude était de déterminer si la réalisation d'une intervention de Reiki auprès d'enfants hospitalisés de 1 à 5 ans atteints de maladies chroniques limitant l'espérance de vie recevant des soins palliatifs était faisable et acceptable.

Méthodes : Des enfants âgés de 1 à 5 ans recevant des soins palliatifs et qui devaient être hospitalisés pendant au moins 3 semaines ont été recrutés pour une étude pré- et post-expérimentale à un seul bras, à méthodes mixtes, quasi expérimentale. Six séances de Reiki protocolées ont été menées sur 3 semaines. Nous avons calculé la faisabilité par le pourcentage de familles inscrites à l'étude et l'acceptabilité par le pourcentage de familles qui ont terminé toutes les mesures et cinq des six séances de Reiki. Les mesures ont été recueillies au départ, à la fin de la période d'intervention et 3 semaines plus tard. Lors de la dernière visite de suivi, les parents ont été interrogés verbalement sur l'acceptabilité de l'intervention lors d'une brève entrevue structurée.

Résultats : Nous avons sélectionné 90 familles, approché 31 familles et recruté 16 familles, tandis que 15 familles ont décliné. Les raisons de la non-participation comprenaient que l'enfant avait "beaucoup de choses à faire", qu'il serait bientôt libéré et que les familles étaient débordées. Parmi les personnes inscrites, la plupart ont terminé toutes les mesures à trois moments précis et cinq des six séances de Reiki. Nous avons terminé presque toutes les séances de Reiki prévues pour les familles qui ont terminé l'étude. Tous les parents ont déclaré qu'ils continueraient le Reiki s'ils le pouvaient, et presque tous ont dit qu'ils participeraient à nouveau à l'étude ; un seul parent était incertain.

Discussion : Les jeunes enfants et leurs parents ont trouvé le Reiki acceptable ; ces résultats sont comparables à une étude antérieure portant sur des enfants de 7 à 16 ans recevant des soins palliatifs à domicile et à une étude sur le massage pour la gestion des symptômes chez les enfants hospitalisés atteints de cancer. Ces résultats s'ajoutent à la littérature et soutiennent une enquête plus approfondie sur l'efficacité du Reiki en tant qu'intervention non pharmacologique de gestion des symptômes.

Août 2021 : Self-Reiki, examen d'une option potentielle pour gérer la douleur chronique pendant la période de pandémie COVID-19

Alors que le monde fait face à une situation sans précédent avec la pandémie, d'autres maladies chroniques telles que la douleur chronique continuent de suivre leur cours. La distanciation sociale et les déplacements restrictifs imposés par la situation pandémique représentent une nouvelle barrière à l'accès à la gestion de la douleur et tendent à renforcer le processus de chronification. Dans ce contexte, les médecines complémentaires et alternatives (CAM) pourraient offrir de nouvelles opportunités pour gérer la PC, notamment avec une méthode tactile, telle que l'auto-thérapie Reiki. Bien que le Reiki administré par un praticien ait montré des résultats prometteurs pour réduire la douleur et la détresse psychologique, et pour améliorer la qualité de vie, la pratique de l'auto-Reiki a besoin d'une médecine fondée sur des preuves pour être diffusée. Dans l'ensemble, l'auto-Reiki pourrait apporter des résultats positifs en plus et sans interférer avec les approches de la médecine conventionnelle chez les patients souffrant de douleur chronique.

Juillet – août 2021 : Effets du Reiki sur les soins de santé mentale : une revue systématique

Cette revue systématique visait à identifier les avantages du Reiki dans les soins de santé mentale. Onze études ont été incluses. Bien que le nombre d'études soit limité, les résultats contribuent au rôle bénéfique potentiel du Reiki dans les soins de santé mentale. Des études persistantes utilisant le Reiki avec de larges échantillons, des essais contrôlés randomisés cohérents et des protocoles structurés sont recommandés.

Juillet 2021 : Faisabilité et effet du Reiki sur la physiologie et le stress auto-perçu des infirmières dans un grand hôpital américain

Les infirmières vivent du stress au travail. Nous avons évalué la faisabilité et l'effet du Reiki pour soulager le stress du personnel infirmier pendant un quart de travail. Tous les traitements de Reiki ont été effectués sans interruption et ont duré 30 minutes. Les scores de stress, la fréquence respiratoire et la fréquence cardiaque ont diminué de manière significative immédiatement après le traitement de Reiki.

<u>Juillet 2021 : Les effets du Reiki et du massage du dos sur la douleur et les signes vitaux des femmes après une hystérectomie abdominale : un essai contrôlé randomisé : Les effets du Reiki et du massage du dos sur la douleur et les signes vitaux des femmes</u>

Contexte : L'utilisation du Reiki et du massage du dos pour soutenir les traitements pharmacologiques est de plus en plus courante en soins infirmiers. Cette étude visait à déterminer les effets du Reiki et du massage du dos sur la douleur, l'utilisation d'analgésiques et les signes vitaux chez les femmes ayant subi une hystérectomie abdominale ouverte.

Méthodes : Cette étude expérimentale comportait une conception unique, en aveugle, prétest-posttest. La population étudiée comprenait des femmes qui avaient subi une hystérectomie abdominale dans les cliniques d'obstétrique de l'hôpital de formation et de recherche Gazi Yaşargil et de l'hôpital universitaire de Dicle entre juillet 2017 et février 2018. Les patientes ont été divisées en trois groupes : un groupe Reiki, un groupe de massage du dos et un groupe témoin. Chaque groupe comprenait 34 patients. Le Reiki ou un massage du dos a été appliqué aux patients des groupes non témoins respectifs pendant 20 minutes une fois par jour. Les données ont été recueillies à l'aide d'un formulaire d'information sur le patient, l'« échelle d'évaluation de la douleur numérique » et le « formulaire de signes vitaux et de suivi analgésique postopératoire ».

Résultats : Des différences statistiquement significatives dans l'intensité de la douleur et l'utilisation d'analgésiques ont été observées entre les femmes du groupe Reiki et les femmes des groupes massage du dos et contrôle (p < 0,001). Des différences significatives dans les signes vitaux ont été observées entre les groupes avant et après leurs procédures respectives ; dans le groupe Reiki, ils avaient tendance à diminuer, tandis que dans les groupes massage du dos et contrôle, ils avaient tendance à augmenter.

Conclusion : Les résultats de cette étude ont confirmé que la douleur, l'utilisation d'analgésiques et les signes vitaux diminuaient après le Reiki chez les femmes ayant subi une hystérectomie abdominale.

<u>**Mai 2021 : Reiki à domicile par des aidants naturels : une étude pilote de méthodes mixtes**</u>

Cette étude pilote a exploré si le Reiki dispensé par des aidants familiaux aux patients atteints de cancer à domicile était réalisable pour réduire les symptômes du cancer et améliorer les résultats liés à la santé. Une conception d'étude séquentielle explicative à méthodes mixtes a été appliquée à l'aide de questionnaires pré-/post-Reiki et d'entretiens post-Reiki. Six dyades patient-soignant d'une clinique ambulatoire et d'établissements de soutien contre le cancer du nord-est de l'Amérique ont pratiqué le Reiki quotidiennement à la maison pendant 3 semaines. Les différences concernant les symptômes, le bien-être mental, la qualité de vie liée à la santé et la satisfaction avec le Reiki à domicile ainsi que des analyses de contenu qualitatives ont été évaluées.

Des retours positifs ont été rapportés après la pratique du Reiki à domicile. Des effets statistiques importants ont été identifiés pour améliorer la fatigue, la mémoire, l'humeur, les nausées et le bien-être émotionnel ($P < 0,10$, $r = 0,51$-$0,59$). Tous les participants étaient satisfaits et 83,3% d'entre eux recommanderaient l'auto-pratique du Reiki à domicile. Une forte implication et une adhésion au protocole d'intervention ont illustré la fidélité à l'intervention. Les données qualitatives ont révélé 2 grandes catégories, les avantages perçus et les obstacles. Dans l'ensemble, les avantages du Reiki l'emportent sur les obstacles en ce qui concerne l'engagement de temps et les distractions/positionnement du lieu. Nos résultats préliminaires soutiennent que le protocole de Reiki à domicile avait des avantages potentiels et était réalisable et acceptable à la fois par les patients vivant dans la communauté et leurs aidants familiaux dans la promotion de résultats liés au cancer. D'autres études avec des échantillons plus importants sont justifiées pour examiner l'efficacité du Reiki à domicile pour une modalité de soins contre le cancer centrée sur le patient.

Mai 2021 : L'effet de l'acupression et de l'application de Reiki sur la douleur et le niveau de confort du patient après une cholécystectomie laparoscopique : un essai contrôlé randomisé

Contexte : Le but de l'étude était d'examiner l'effet de l'application d'acupression et de Reiki sur la douleur et le niveau de confort du patient après une cholécystectomie laparoscopique.

Matériels et méthodes : Dans cet essai contrôlé randomisé prospectif en simple aveugle, les sujets étaient 132 patients adultes, hospitalisés dans les cliniques de chirurgie générale et subi une cholécystectomie laparoscopique d'un hôpital de formation et de recherche en Turquie. Les sujets ont ensuite été assignés, y compris un groupe Reiki de 44 personnes, un groupe d'acupression de 44 personnes et un groupe témoin de 44 personnes. Les niveaux de douleur et de confort de tous les patients, avant et après les traitements d'acupression et de Reiki dans le groupe expérimental, et sans aucune intervention dans les groupes témoins ont été déterminés à la 3ème heure postopératoire, en utilisant Pain on Visual Analogue Scale (Pain on VAS) , Perianesthesia Comfort Scale (PCS) et General Comfort Questionnaire (GCQ). Les analyses de données ont été effectuées à l'aide de statistiques descriptives, du test de Shapiro Wilk, du test t d'échantillons appariés, du test U de Mann Whitney, des tests de comparaison multiple

ANOVA et LSD, du test de Kruskal Wallis et du test de Wilcoxon.

Résultats : Chez les patients ayant reçu un traitement de reiki et d'acupression, le niveau de douleur a diminué, le niveau de confort a augmenté et la différence entre les groupes s'est avérée significative ($p < 0,05$).

Conclusion : Le Reiki et l'acupression appliqués aux patients après cholécystectomie laparoscopique ont diminué la douleur et augmenté le niveau de confort.

Mai 2021 : Effet du Reiki sur le niveau de stress des soignants de patients atteints de cancer : essai contrôlé randomisé qualitatif et en simple aveugle

Objectif : Cette étude visait à évaluer l'effet du Reiki sur les niveaux de stress des personnes soignant des patients atteints de cancer.

Méthodes : L'étude a été menée dans le cadre d'un essai contrôlé randomisé en simple aveugle et d'une étude qualitative utilisant un entretien approfondi semi-structuré. Dans cette étude, des femmes qui s'occupaient principalement de patients atteints de cancer traités dans un hôpital universitaire ont été randomisées dans des groupes Reiki et simulacres de Reiki. Le groupe Reiki a reçu du Reiki sur neuf points principaux pendant 45 minutes, une fois par semaine pendant 6 semaines, tandis que le groupe de Reiki factice a reçu les mêmes points au cours de la même période sans démarrer le flux d'énergie. Les scores CSI et les niveaux de cortisol salivaire ont été évalués au départ et à la fin de l'étude, tandis que la pression artérielle systolique et diastolique et la fréquence cardiaque ont été évaluées avant et après l'application chaque semaine. Après l'étude, les opinions du groupe Reiki sur l'expérience Reiki ont été recueillies à l'aide d'un questionnaire composé de questions semi-structurées.

Résultats : L'étude a été menée auprès d'un total de 42 soignants. La taille de l'échantillon a été calculée sur la base de la différence des scores de l'indice de contrainte des soignants (CSI) avant et après l'intervention. Selon l'analyse de puissance, avec = 0,05 et β = 0,20, la taille de l'effet était de 1,71 et la puissance de 99 %. Les scores CSI post-intervention ont diminué dans le groupe Reiki par rapport à ceux du groupe Reiki fictif (p < 0,05). Aucune différence significative n'a été trouvée entre les groupes en termes de taux de cortisol salivaire (p > 0,05). Selon les résultats des mesures répétées du modèle linéaire général et des tests de Friedman, qui ont été menés pour évaluer le changement de la pression artérielle systolique et diastolique et de la fréquence du pouls sur une période de 6 semaines, les valeurs de ces paramètres ont diminué avant et après chaque application par rapport avec les soignants du groupe Reiki simulé (p < 0,05). Tous les soignants ont déclaré qu'ils trouvaient le processus de soins moins stressant après les séances de Reiki et se sentaient soulagés par rapport à la période de pré-thérapie, et certaines de leurs plaintes physiques ont diminué.

Conclusion : Le Reiki réduit le niveau de stress des soignants, est efficace pour réguler la pression artérielle et le pouls, ne provoque pas de changement significatif sur le niveau de cortisol salivaire et apporte un soulagement aux soignants.

<u>Mai 2021 : Les effets du reiki sur la fréquence cardiaque, la pression artérielle, la température corporelle et les niveaux de stress : une étude pilote randomisée, en double aveugle et contrôlée par placebo.</u>

Le Reiki est une thérapie énergétique biofield qui se concentre sur l'optimisation des capacités de guérison naturelles du corps en équilibrant l'énergie vitale ou le qi/chi. Il a été démontré que le Reiki réduit le stress, les niveaux de douleur, aide à lutter contre la dépression/l'anxiété, augmente la relaxation, améliore la fatigue et la qualité de vie. Dans cette étude pilote randomisée, en double aveugle et contrôlée par placebo, les effets du Reiki sur la fréquence cardiaque, la pression artérielle diastolique et systolique, la température corporelle et les niveaux de stress ont été explorés dans le but d'obtenir des mesures objectives des résultats et de comprendre le mécanismes physiologiques de la façon dont le Reiki peut avoir ces effets thérapeutiques sur les mesures subjectives du stress, de la douleur, de la relaxation et de la dépression/anxiété.

Quarante-huit (n = 48) sujets ont été randomisés en bloc en trois groupes (traitement Reiki, traitement fictif et aucun traitement). Les changements dans les mesures avant et après le traitement pour chaque mesure de résultat ont été analysés par le biais d'un test de comparaison multiple post hoc d'analyse de variance (ANOVA), qui n'a trouvé aucune différence statistiquement significative entre les groupes. La valeur p pour la comparaison des groupes Reiki et simulés pour la fréquence cardiaque était de 0,053, ce qui est très proche d'être significatif et donc, une conclusion définitive ne peut être tirée sur la base de cette seule étude pilote. Une deuxième étude avec un échantillon plus large est justifiée pour approfondir cette découverte et peut-être avec des mesures de résultats supplémentaires pour examiner d'autres mécanismes physiologiques possibles qui pourraient sous-tendre les effets thérapeutiques du Reiki.

Mars 2021 : Thérapie Reiki dans le système de santé unifié : significations et expériences dans les soins de santé intégrés

Objectifs : comprendre les significations de la thérapie Reiki dans le système de santé unifié, à partir des expériences des utilisateurs et des thérapeutes.

Méthodes : étude thématique d'histoire orale, menée auprès de 12 utilisateurs et 11 thérapeutes Reiki, dans trois services de santé publique, dans la ville de São Paulo, SP, en 2018. Les entretiens ont été transcrits et catégorisés, grâce à une analyse de contenu thématique, avec l'aide de le logiciel Atlas.ti.

Résultats : pour les personnes interrogées, le Reiki active une énergie universelle, offrant des bienfaits au corps, à l'esprit et à l'esprit. L'engagement des thérapeutes dans une telle pratique était motivé par le désir d'effectuer un travail bénévole. Les utilisateurs prétendent rechercher cette thérapie pour surmonter un état de souffrance et utiliser des pratiques naturelles.

Considérations finales : les significations et les expériences de la thérapie Reiki sont nombreuses, mais elles convergent dans la compréhension de cette pratique comme productrice de santé, de bien-être et de qualité de vie, à travers des soins centrés sur l'être humain intégral.

Mars 2021 : Effets du Reiki sur la douleur et l'anxiété chez les femmes hospitalisées pour des problèmes obstétricaux et gynécologiques

Objectif : Déterminer l'effet du Reiki sur la douleur et l'anxiété chez les femmes dans les contextes antepartum, intrapartum, postpartum, gynécologie et gyn/oncologie.

Méthode : Cette étude exploratoire et comparative a utilisé une échelle de type Likert de 0 à 10 pour mesurer la douleur et l'anxiété, et une enquête portant sur les effets persistants du traitement.

Résultats : les scores moyens de douleur après le Reiki ont significativement diminué de 3,24 à 1,52 (n = 203 ; z = -11,67, p < 0,001). Les scores d'anxiété moyens après le Reiki ont diminué de manière significative de 3,56 à 1,28 (n = 195 ; z = -11,42, p < 0,001). On a demandé aux femmes si les effets persistaient pendant un certain temps après le traitement Reiki, et 91 sur 101 ont répondu par l'affirmative que la diminution de la douleur et/ou de l'anxiété se poursuivait.

Conclusion : Les résultats de cette étude confirment les effets positifs et persistants du Reiki chez les femmes hospitalisées pour des problèmes obstétricaux et gynécologiques.

<u>**Février 2021 : Faisabilité et acceptabilité de la thérapie Reiki pour les enfants recevant des soins palliatifs à domicile**</u>

Le Reiki est souvent utilisé mais peu étudié chez les enfants. Pourtant, cette thérapie douce et légère favorise la relaxation et convient aux personnes recevant des soins palliatifs. Cette étude pilote quasi-expérimentale pré-post méthodes mixtes 1 groupe a examiné la faisabilité et l'acceptabilité de la thérapie Reiki comme traitement pour les enfants âgés de 7 à 16 ans recevant des soins palliatifs. Au cours de l'étude, nous avons enregistré le recrutement, la rétention, les taux de collecte de données et le pourcentage d'achèvement de l'intervention. Des entretiens structurés avec les mères et les enfants verbaux ont été menés pour susciter leur expérience. Les données qualitatives ont été analysées à l'aide d'une analyse thématique.

Vingt et une dyades parents-enfants ont accepté de participer et ont signé leur consentement, tandis que 16 ont terminé l'étude (y compris les enfants verbaux [n = 8] et non verbaux [n = 8]). Les thèmes comprenaient « se sentir mieux », « difficile à juger » et « toujours en cours ».

Les mères et les enfants étaient généralement positifs concernant l'expérience de la thérapie Reiki. Les enfants ont déclaré qu'ils "se sentaient vraiment détendus", et les mères ont déclaré: "C'était une bonne expérience" et "Elle était détendue par la suite". Les résultats de cette étude pilote montrent que le Reiki était faisable, acceptable et bien toléré. La plupart des participants ont indiqué que cela était utile. La thérapie Reiki peut être un complément utile à la gestion médicale traditionnelle des symptômes chez les enfants recevant des soins palliatifs.

<u>Janvier – février 2021 : L'effet de l'application préopératoire de Reiki sur les niveaux d'anxiété des patients</u>

Objectif : L'objectif de l'étude était d'étudier les changements dans les niveaux d'anxiété des patients recevant du Reiki préopératoire.

Matériel et méthodes : Cette étude a utilisé un modèle quasi-expérimental avec un groupe témoin prétest-posttest.

Méthodes : Les sujets (n = 210) ont été recrutés dans un hôpital en Turquie, de juin 2013 à juillet 2014. Les sujets ont ensuite été affectés à des groupes expérimentaux (n = 105) et témoins (n = 105).

Résultats : Le niveau d'anxiété des patients du groupe expérimental n'a pas changé en fonction de leurs scores d'anxiété d'état (p > 0,10) ; cependant, le niveau d'anxiété des patients du groupe témoin a augmenté (p < 0,001).

Conclusion : Les résultats de cette étude impliquent que l'administration de Reiki est efficace pour contrôler les niveaux d'anxiété préopératoire et pour empêcher leur augmentation.

<u>**Janvier – février 2021 : L'effet du Reiki et de l'intervention d'imagerie guidée sur la douleur et la fatigue chez les patients en oncologie : une étude contrôlée non randomisée**</u>

Cette étude a été menée pour étudier les effets du Reiki et de l'imagerie guidée sur la douleur et la fatigue chez les patients en oncologie. Cette étude quasi expérimentale avec une conception pré-test et post-test a été menée auprès de 180 patients en oncologie à la clinique d'oncologie de l'hôpital universitaire de Dicle en Turquie, entre juillet 2017 et février 2018.

Les patients ont été divisés en trois groupes : Reiki, imagerie guidée et contrôle, avec 60 patients dans chaque groupe. Les patients du groupe Reiki et imagerie guidée ont subi leurs interventions respectives pendant trois jours consécutifs séparément (25-30 min ; moyenne : 15,53 min).

Les interventions de Reiki et d'imagerie guidée ont réduit la douleur et la fatigue chez les patients en oncologie. Il est recommandé que les infirmières en oncologie utilisent le Reiki et l'imagerie guidée dans les soins aux patients.

Décembre 2020 : Reiki: définir une pratique de guérison pour les soins infirmiers

De plus en plus d'Américains adoptent des modalités de guérison complémentaires et intégratives telles que le Reiki pour améliorer l'efficacité de la médecine allopathique. Il est important que les infirmières et les autres professionnels de la santé connaissent ces modalités.

Le Reiki est une pratique de bien-être qui offre une guérison du corps, de l'esprit et de l'esprit à une personne entière. L'étude du Reiki offre aux infirmières la possibilité de prendre soin d'elles-mêmes et de créer un environnement de guérison optimal pour leurs patients. Cet article offre aux infirmières un aperçu complet du système de Reiki; il comprend les éléments de base du Reiki, son histoire, la formation Reiki et des exemples de ses applications.

Novembre 2020 : Faisabilité et acceptabilité de la thérapie Reiki pour les enfants recevant des soins palliatifs à domicile

Le Reiki est souvent utilisé mais pas bien étudié chez les enfants. Pourtant, cette thérapie douce et légère favorise la relaxation et convient aux personnes recevant des soins palliatifs. Cette étude pilote quasi-expérimentale pré-post-méthodes mixtes en 1 groupe a examiné la faisabilité et l'acceptabilité de la thérapie Reiki en tant que traitement pour les enfants âgés de 7 à 16 ans recevant des soins palliatifs.

Au cours de l'étude, nous avons enregistré le recrutement, la rétention, les taux de collecte de données et le pourcentage d'achèvement de l'intervention. Des entretiens structurés avec les mères et les enfants verbaux ont été menés pour obtenir leur expérience. Les données qualitatives ont été analysées à l'aide d'une analyse thématique. Vingt et une dyades parents-enfants ont accepté de participer et ont signé leur consentement, tandis que 16 ont terminé l'étude (y compris les enfants verbaux [n = 8] et non verbaux [n = 8]). Les thèmes incluaient «se sentir mieux», «difficile à juger» et «toujours en cours».

Les mères et les enfants étaient généralement positifs quant à l'expérience de la thérapie Reiki. Les enfants ont déclaré qu'ils «se sentaient vraiment détendus», et les mères ont déclaré: «C'était une bonne expérience» et «Elle était détendue par la suite». Les résultats de cette étude pilote montrent que le Reiki était faisable, acceptable et bien toléré. La plupart des participants ont indiqué que c'était utile. La thérapie Reiki peut être un complément utile à la prise en charge médicale traditionnelle des symptômes chez les enfants recevant des soins palliatifs.

Octobre 2020 : Effets de la session de Reiki à l'exclusion des variables responsables de l'effet placebo sur un groupe d'adultes

Contexte : le Reiki est une méthode de guérison naturelle très populaire utilisée pour la prévention mais aussi pour la séance complémentaire de nombreux troubles et maladies humains, dont la dépression, l'anxiété et divers types de maladies chroniques, mais aussi pour le soulagement de la douleur et pour favoriser la relaxation et bien-être général.

Résultats : cette étude a démontré que le Reiki est capable d'amener les gens à se détendre en présence de perturbations environnementales et en l'absence d'autres techniques adjuvantes, telles que l'aromathérapie, la musicothérapie et la relaxation préliminaire, responsables de la effet placebo. Les effets et les sensations les plus significatifs détectés à partir des questionnaires sont une perception de chaleur pendant la séance, une augmentation de la relaxation, une amélioration de l'humeur, un sentiment de soulagement et en général une augmentation du bien-être.

Conclusion : ces découvertes sont importantes aussi parce qu'elles sont liées à la seule technique Reiki. Cependant, des études complémentaires sont nécessaires pour mieux comprendre ses mécanismes d'action et évaluer ses effets à la fois sur le corps physique et sur la partie émotionnelle et psycho-spirituelle de l'individu.

<u>Octobre 2020 : Protocole Reiki pour l'anxiété, la dépression et le bien-être préopératoires: un essai contrôlé non randomisé</u>

Objectif : évaluer l'efficacité du Reiki pour réduire l'anxiété, la dépression et améliorer le bien-être préopératoire en chirurgie cardiaque.

Méthode : un essai clinique non randomisé, contrôlé à deux bras, mené dans un hôpital de référence en cardiologie avec des patients en période préopératoire de chirurgie cardiaque, avec jusqu'à cinq jours de chirurgie, entre mai et novembre 2018. Le groupe d'intervention (n = 31) a été soumis à un protocole Reiki, et le groupe témoin (n = 59) n'a reçu que des soins conventionnels.

Résultats : cent vingt-quatre patients ont été évalués. L'anxiété et la dépression moyennes n'ont pas obtenu de différence significative entre les groupes. Le bien-être spirituel, dans les dimensions religieuse et existentielle, s'est considérablement amélioré.

Conclusion : l'anxiété et la dépression étaient plus faibles dans le groupe d'intervention, sans différence statistiquement significative. Il y avait un meilleur résultat dans l'évaluation du bien-être avec le groupe d'intervention. La religion peut interférer dans certains cas avec l'acceptation de pratiques holistiques et intégratives. Registre brésilien des essais cliniques: RBR-4cxw37.

Octobre 2020 : Massage et Reiki pour réduire le stress et améliorer la qualité de vie: un essai clinique randomisé

Objectif : vérifier si un Massage (technique Anma) suivi d'un repos ou d'un Reiki permet de réduire les niveaux de stress et d'améliorer la qualité de vie des individus vus dans une clinique externe de pratiques intégratives.

Méthode : un essai clinique contrôlé randomisé mené auprès de 122 personnes randomisées en trois groupes: G1 - Massage suivi de repos; G2 - Massage suivi de Reiki; et G3 - contrôle (pas d'intervention). Les niveaux de stress et de qualité de vie ont été mesurés à l'aide des instruments LSS et SF-12v2, qui ont été appliqués avant et après l'intervention.

Résultats : l'étude a été menée auprès de 101 participants. Les massages suivis de repos (G1) ou de Reiki (G2) se sont avérés efficaces pour réduire les niveaux de stress et améliorer la qualité de vie par rapport au groupe témoin (G3). Les meilleurs résultats obtenus par le groupe qui a reçu le Massage suivi du Reiki (G2) ont été observés dans le domaine mental de la qualité de vie, soulignant la portée des effets du Reiki sur les aspects mentaux et psychologiques.

Conclusion : le massage suivi du repos et du massage suivi de l'application du Reiki ont été efficaces pour réduire le stress et améliorer la qualité de vie. Registre brésilien des essais cliniques: RBR-42c8wp.

Juillet 2020 : L'effet du Reiki et de l'intervention d'imagerie guidée sur la douleur et la fatigue chez les patients en oncologie: une étude contrôlée non randomisée

Cette étude a été menée pour étudier les effets du Reiki et de l'imagerie guidée sur la douleur et la fatigue chez les patients en oncologie. Cette étude quasi-expérimentale avec une conception pré-test et post-test a été menée auprès de 180 patients en oncologie à la clinique d'oncologie de l'hôpital universitaire de Dicle en Turquie, entre juillet 2017 et février 2018. Les patients ont été divisés en trois groupes: Reiki, imagerie guidée et contrôle, avec 60 patients dans chaque groupe. Les patients du groupe Reiki et imagerie guidée ont subi leurs interventions respectives pendant trois jours consécutifs séparément (25-30 min; moyenne: 15,53 min). Les interventions de Reiki et d'imagerie guidée ont réduit la douleur et la fatigue chez les patients en oncologie. Il est recommandé que les infirmières en oncologie utilisent le Reiki et l'imagerie guidée dans les soins aux patients.

Juillet 2020 : Effets du Reiki sur la douleur et l'anxiété chez les femmes hospitalisées pour des affections obstétricales et gynécologiques

Objectif : déterminer l'effet du Reiki sur la douleur et l'anxiété chez les femmes en situation antepartum, intrapartum, post-partum, gynécologie et gynécologie / oncologie.

Méthode : cette étude comparative exploratoire a utilisé une échelle de type Likert de 0 à 10 pour mesurer la douleur et l'anxiété, et une enquête sur les effets persistants du traitement.

Résultats : les scores moyens de douleur après le Reiki ont significativement diminué de 3,24 à 1,52 (n = 203; z = -11,67, p <0,001). Les scores moyens d'anxiété après Reiki ont diminué de manière significative de 3,56 à 1,28 (n = 195; z = -11,42, p <0,001). On a demandé aux femmes si les effets persistaient pendant une durée quelconque après le traitement de Reiki, et 91 sur 101 ont répondu par l'affirmative que la diminution de la douleur et / ou de l'anxiété se poursuivait.

Conclusion : les résultats de cette étude confirment les effets positifs et persistants du Reiki chez les femmes hospitalisées pour des conditions obstétricales et gynécologiques.

Mars 2020 : Éduquer, essayer et partager: une étude de faisabilité pour évaluer l'acceptation et l'utilisation du Reiki comme thérapie d'appoint pour la douleur chronique dans les établissements de soins de santé militaires

Introduction : le Reiki, une thérapie énergétique biologique, continue de lutter pour trouver sa place permanente parmi le portefeuille de modalités de médecine complémentaire et alternative dans de nombreux établissements de soins de santé militaires. Bien qu'il ait été démontré qu'il aide à gérer la douleur, le manque de connaissances et une expérience de première main limitée ont un impact sur son implantation. Le but de cette étude de faisabilité était (1) d'éduquer les participants sur le concept du Reiki, (2) de donner aux participants l'opportunité de vivre six séances de thérapie Reiki et ensuite d'évaluer les résultats sur la douleur chronique, et (3) d'évaluer l'impression des participants sur et la volonté de continuer à utiliser et de recommander la thérapie Reiki en complément du traitement de la douleur chronique.

Résultats : des analyses ANOVA à mesures répétées ont montré qu'il y avait une diminution significative (P <0,001) de la douleur actuelle, moyenne et la plus grave au cours des six séances, l'effet le plus significatif se produisant jusqu'à la quatrième séance. Lorsqu'une variété de descripteurs de la douleur a été évaluée, le Reiki a eu un effet significatif sur 12 des 22 évalués, avec l'effet le plus significatif sur la douleur qui a été décrit comme des picotements /

picotements et aiguilles (P = 0,001), tranchant (P = 0,001)) et douloureux (P = 0,001). L'interférence de la douleur avec l'activité générale, la marche, les relations, le sommeil, le plaisir de vivre et le stress a considérablement diminué (P <0,001 à P = 0,002). L'impression des scores d'amélioration a augmenté de 27% à la session 6, et la connaissance du Reiki s'est améliorée de 43%. Quatre-vingt-un pour cent des participants ont déclaré qu'ils envisageraient de programmer des sessions de Reiki si elles étaient proposées, 70% souhaitant au moins quatre sessions par mois.

Conclusion : une session de Reiki de 30 minutes, réalisée par un praticien de Reiki formé, est faisable en ambulatoire avec des résultats positifs possibles pour les participants qui sont prêts à essayer au moins quatre sessions consécutives. Le Reiki a la capacité d'avoir un impact sur une variété de types de douleur ainsi que d'avoir un impact positif sur les activités de la vie avec lesquelles la douleur interfère souvent. Cependant, l'éducation et la possibilité de faire l'expérience de cette modalité de guérison énergétique sont essentielles pour son acceptation dans les établissements de soins de santé militaires ainsi que pour des études cliniques plus solides au sein du système de soins de santé militaire afin d'évaluer davantage sa validité et son efficacité.

Contexte : le Reiki est une énergie vitale universelle qui favorise la guérison et la relaxation. Le Reiki ne nécessite aucun équipement ni technologie, est non invasif, n'interfère pas avec les traitements conventionnels, convient à tous les âges et n'a aucune contre-indication médicale connue. Il existe une préférence émergente pour les thérapies non opioïdes pour la gestion des symptômes. Dans un modèle de soins holistiques intégratifs centrés sur la personne, les plans de soins infirmiers comprennent tout le récit d'un patient avec des éléments physiques, mentaux, émotionnels et spirituels. Question PICOT sur la pratique factuelle: Les patients hospitalisés de tout âge (population) recevant une séance de 20 minutes de Reiki (intervention) par rapport aux soins habituels (comparaison) rapporteront-ils un changement par rapport au score de symptôme prératif (résultat) à la fin du Session de 20 minutes (délai)?

Méthode : un total de 1278 patients ont reçu une séance de Reiki de 20 minutes avec des praticiens de Reiki bénévoles et certifiés de septembre 2017 à octobre 2019.

Résultats : le préscore moyen des symptômes était de 5,52 et le post-score était de 2,25, montrant ainsi un changement moyen de -3,17.

Conclusions : les auteurs ont présenté les résultats qui étaient cohérents avec les résultats de la recherche de la revue de la littérature suggérant que le Reiki peut diminuer la douleur, l'inconfort général, l'anxiété, l'insomnie et les nausées.

Janvier 2020 : L'effet de l'application préopératoire du Reiki sur les niveaux d'anxiété des patients

Objectif : le but de l'étude était d'étudier les changements dans les niveaux d'anxiété des patients recevant du Reiki préopératoire.

Résultats : le niveau d'anxiété des patients du groupe expérimental n'a pas changé en fonction de leurs scores d'anxiété d'état ($p > 0,10$); cependant, le niveau d'anxiété des patients du groupe témoin a augmenté ($p < 0,001$).

Conclusion : les résultats de cette étude impliquent que l'administration du Reiki est efficace pour contrôler les niveaux d'anxiété préopératoire et pour les empêcher d'augmenter.

Le recours aux thérapies complémentaires et parallèles augmente d'année en année et la thérapie Reiki prend toute sa place. La thérapie Reiki, classée en tant que thérapie énergétique biofield, pose la question de la validité lorsqu'elle est appliquée à des patients, notamment en soins palliatifs. Le but de cette revue est de mettre en évidence les effets de la thérapie Reiki sur la douleur, l'anxiété / la dépression et la qualité de vie des patients, en particulier dans les soins palliatifs.

L'article actuel indique que la thérapie Reiki est utile pour soulager la douleur, réduire l'anxiété / la dépression et améliorer la qualité de vie dans plusieurs conditions. En raison du petit nombre d'études en soins palliatifs, nous n'avons pas pu identifier clairement les avantages du traitement par Reiki, mais les résultats préliminaires tendent à montrer certains effets positifs du traitement par Reiki pour la population en fin de vie. Ces résultats devraient encourager les équipes travaillant dans les soins palliatifs à mener davantage d'études afin de déterminer les avantages du traitement Reiki sur la douleur, l'anxiété / la dépression et la qualité de vie dans les soins palliatifs.

Décembre 2019 : Un essai d'efficacité à grande échelle du Reiki pour la santé physique et psychologique

Objectifs : le but principal de cette étude était de mesurer l'effet d'une seule séance de Reiki sur la santé physique et psychologique dans un large échantillon non clinique.

Conception : la conception de l'étude était un essai d'efficacité à un seul bras avec des mesures avant et après l'intervention.

Paramètres : l'étude a eu lieu dans des pratiques privées de Reiki à travers les États-Unis.

Sujets : les praticiens du Reiki ont été recrutés à partir d'une liste de diffusion en ligne pour participer à l'étude avec leurs clients Reiki. Au total, 99 praticiens de Reiki répondaient aux critères d'inclusion et ont participé à l'étude. Les praticiens de Reiki ont reçu pour instruction de remettre un dépliant à chacun de leurs clients Reiki contenant des informations sur l'étude et ont invité le client à remplir une enquête avant et après leur session de Reiki.

Interventions : les maîtres Reiki formés et certifiés ont dirigé les sessions de Reiki en personne, chaque session durant entre 45 et 90 min.

Mesures des résultats : le calendrier bien validé des effets positifs et négatifs en 20 éléments a été utilisé pour évaluer les effets, et de brèves mesures d'auto-évaluation en un seul élément ont été utilisées pour évaluer un large éventail de variables physiques et psychologiques immédiatement avant et après la session de Reiki.

Résultats : un total de N = 1411 séances de Reiki ont été menées et incluses dans l'analyse. Des améliorations statistiquement significatives ont été observées pour toutes les mesures des résultats, y compris les effets positifs, les effets négatifs, la douleur, la somnolence, la fatigue, les nausées, l'appétit, l'essoufflement, l'anxiété, la dépression et le bien-être général (toutes les valeurs p <0,001).

Conclusions : les résultats de cet essai d'efficacité multisite à grande échelle suggèrent qu'une seule séance de Reiki améliore plusieurs variables liées à la santé physique et psychologique.

<u>Octobre 2019 : Éduquer, essayer et partager: une étude de faisabilité visant à évaluer l'acceptation et l'utilisation du Reiki en tant que thérapie d'appoint pour la douleur chronique dans les établissements de soins de santé militaires</u>

Introduction : Le Reiki, une thérapie énergétique biofield, continue de lutter pour trouver sa place permanente dans le portefeuille de modalités de médecine complémentaire et alternative dans de nombreux établissements de soins de santé militaires. Bien qu'il ait été démontré qu'il pouvait aider à gérer la douleur, le manque de connaissances et une expérience de première main limitée ont un impact sur son ancrage. Le but de cette étude de faisabilité était (1) d'éduquer les participants sur le concept de Reiki, (2) de donner aux participants l'occasion de participer à six séances de thérapie Reiki et d'évaluer par la suite les effets sur la douleur chronique, et (3) d'évaluer l'impression des volonté de continuer à utiliser et à recommander le traitement Reiki en complément du traitement de la douleur chronique.

Conclusion : Une session de Reiki de 30 minutes, réalisée par un praticien de Reiki qualifié, est réalisable en ambulatoire avec des résultats positifs possibles pour les participants disposés à essayer au moins quatre sessions consécutives. Le Reiki peut influer sur divers types de douleur et influer de manière positive sur les activités de la vie souvent perturbées par la douleur. Cependant, l'éducation et la possibilité de faire l'expérience de cette modalité de guérison énergétique sont essentielles pour son acceptation dans les établissements de soins de santé militaires, ainsi que pour des études cliniques plus robustes au sein du système de soins de santé militaire afin d'en évaluer plus avant la validité et l'efficacité.

Octobre 2019 : Essai d'efficacité à grande échelle du Reiki sur la santé physique et psychologique

Objectifs : Le but principal de cette étude était de mesurer l'effet d'une seule session de Reiki sur la santé physique et psychologique dans un grand échantillon non clinique.

Conception : La conception de l'étude consistait en un essai d'efficacité à un seul bras comportant des mesures avant et après l'intervention.

Paramètres : L'étude a eu lieu à des pratiques privées de Reiki à travers les États-Unis. Sujets: Les praticiens de Reiki ont été recrutés sur une liste de diffusion en ligne pour participer à l'étude avec leurs clients Reiki. Au total, 99 praticiens de Reiki remplissaient les critères d'inclusion et participaient à l'étude. Les praticiens de Reiki avaient pour instruction de remettre à chacun de leurs clients Reiki un dépliant contenant des informations sur l'étude et l'invitaient à répondre à une enquête avant et après leur session de Reiki.

Interventions : Des maîtres de Reiki formés et certifiés ont dirigé les sessions de Reiki en personne, chaque session durant entre 45 et 90 minutes.

Mesures de résultats : L'évaluation de l'affectation a été réalisée à l'aide du programme bien validé en 20 éléments relatifs aux effets positifs et négatifs, et de brèves mesures d'auto-évaluation ont été utilisées pour évaluer un large éventail de variables physiques et psychologiques immédiatement avant (avant) et après. (post) la session de Reiki. Résultats: Un total de N = 1411 sessions de Reiki ont été menées et incluses dans l'analyse. Des améliorations statistiquement significatives ont été observées pour toutes les mesures de résultats, y compris l'affect positif, l'affect négatif, la douleur, la somnolence, la fatigue, la nausée, l'appétit, l'essoufflement, l'anxiété, la dépression et le bien-être général (toutes les valeurs p <0,001).

Conclusions : Les résultats de cet essai d'efficacité multisite à grande échelle suggèrent qu'une seule session de Reiki améliore plusieurs variables liées à la santé physique et psychologique.

Septembre 2019 : Le pouvoir du Reiki: Faisabilité et efficacité de la réduction de la douleur chez les enfants atteints d'un cancer soumis à une greffe de cellules souches hématopoïétiques

Objectif : Le Reiki est une thérapie complémentaire en croissance en oncologie pédiatrique qui a besoin de preuves pour devenir plus crédible dans la communauté de la santé. Une expérience de conception intra-sujet a été menée pour tester la faisabilité et l'efficacité du Reiki afin de soulager la douleur chez les patients pédiatriques subissant une transplantation de cellules souches hématopoïétiques (HSCT).

Conclusions : Cette étude démontre la possibilité d'utiliser le traitement Reiki chez des patients pédiatriques atteints d'un cancer et qui subissent une HSCT. En outre, ces résultats prouvent que des infirmières en oncologie pédiatrique qualifiées peuvent intégrer le Reiki dans leur pratique clinique en tant qu'instrument valable pour réduire le nombre de personnes souffrant du cancer dans l'enfance.

<u>Juin 2019: Reiki pour la douleur pendant l'hémodialyse: étude de faisabilité et d'évaluation des instruments</u>

Objectif: La douleur est un problème pour les personnes subissant une hémodialyse. Les maladies rénales, les comorbidités, les symptômes concomitants et les procédures de dialyse constituent des obstacles à une gestion adéquate de la douleur. Le but de cette étude était d'évaluer la faisabilité, d'examiner la validité de construction des instruments informatisés de test adaptatif (CAT) du Système d'information sur les résultats déclarés par les patients (PROMIS) et d'explorer les avantages de la douleur des séances de Reiki menées pendant l'hémodialyse.

Résultats: Les participants ont signalé des sentiments de relaxation générale avec le Reiki et l'acceptabilité d'utiliser un appareil à écran tactile pour répondre aux mesures sur le Web. Bien que le personnel ait été initialement réticent à engager des patients pour le Reiki, ils ont rapporté que le Reiki n'interférait pas avec le flux de travail et pensait que le Reiki pouvait être intégré dans le milieu de pratique. Des corrélations significatives et fortes avec les échelles de symptômes établies soutiennent la validité de construction des instruments PROMIS CAT. Il y avait une diminution significative des scores moyens des symptômes après quatre semaines de Reiki. Les valeurs de taille d'effet suggèrent une gamme d'importance pratique.

Conclusions: Les résultats suggèrent que le Reiki soulage les symptômes des personnes recevant une hémodialyse, et des essais cliniques randomisés pour établir les avantages de la douleur du Reiki dans cette population sont justifiés.

Août 2018 : Le Reiki contre la douleur au cours de l'hémodialyse: étude de faisabilité et d'évaluation d'un instrument

Les participants ont signalé des sentiments généraux de relaxation avec le Reiki et l'acceptabilité d'utiliser un appareil à écran tactile pour répondre aux mesures Web. Bien que les membres du personnel aient été initialement réticents à engager des patients pour le Reiki, ils ont indiqué que le Reiki n'interférait pas avec le flux de travail et pensaient que le Reiki pouvait être intégré dans le cadre de la pratique.

Des corrélations fortes et significatives avec les échelles de symptômes établies soutiennent la validité de construction des instruments. Il y avait une diminution significative des scores moyens des symptômes après quatre semaines de Reiki. Les valeurs de taille d'effet suggèrent une plage de signification pratique.

Conclusion : les résultats suggèrent que le Reiki soulage les symptômes des personnes hémodialysées, et des essais cliniques randomisés visant à établir les bénéfices de la douleur par le Reiki dans cette population sont justifiés.

<u>**Août 2018 : Soulagement immédiat des symptômes après une première séance de massothérapie ou de Reiki chez des patients hospitalisés: expérience clinique de 5 ans dans un centre médical universitaire rural**</u>

Les patients ont signalé un soulagement des symptômes à la fois avec le Reiki et la massothérapie. L'analyse des données rapportées a montré que le Reiki améliorait la fatigue (-2,06 contre -1,55 p <0,0001) et l'anxiété (-2,21 contre -1,84 p <0,001) statistiquement plus que le massage.

Les modifications de la douleur, des nausées, de la dépression et du bien-être ne différaient pas statistiquement entre les rencontres de Reiki et de massage. Le soulagement immédiat des symptômes était similaire chez les patients cancéreux et non cancéreux, tant pour le reiki que pour la massothérapie, et ne variait pas en fonction de l'âge, du sexe, de la durée de la séance et des symptômes initiaux.

Conclusion : le Reiki et le massage apportent cliniquement des améliorations similaires de la douleur, des nausées, de la fatigue, de l'anxiété, de la dépression et du bien-être général, tandis que le Reiki améliore davantage la fatigue et l'anxiété que la massothérapie dans une population de patients hétérogène hospitalisée Des essais contrôlés doivent être envisagés pour valider les données.

<u>**Mai 2018: Reiki et douleur**</u>

Le résultat obtenu après la dernière application de Reiki a été évalué selon le score de douleur EVA (échelle visuelle analogique). Lorsque le groupe Reiki (n = 104) a été comparé au groupe témoin (n = 108), la différence moyenne standardisée a été observée à -0,927 (IC à 95%: -1,867 à 0,0124). On a observé que le Reiki entraînait une diminution statistiquement significative du score EVA.

Conclusion : par conséquent, cette méta-analyse a révélé que le Reiki était une approche efficace pour soulager la douleur.

<u>**Avril 2018 : le Reiki est sans danger pour le nouveau né**</u>

L'incidence de l'abus d'opioïdes et du sevrage subséquent de drogues est en augmentation exponentielle aux États-Unis pour de nombreuses populations, y compris les nouveau-nés nés de mères toxicomanes. Ces nouveau-nés présentent souvent des symptômes du syndrome d'abstinence néonatale dans les 24 à 72 heures suivant la naissance. Le traitement comprend la surveillance des symptômes de sevrage, la gestion des paramètres physiologiques et l'utilisation de traitements de soutien et de médicaments.

Bien qu'il existe quelques essais contrôlés randomisés, les études sur l'intervention de soutien sont généralement limitées par la taille réduite des échantillons, les rapports d'études de cas, les opinions d'experts et la conception descriptive. Peu d'études traitent de l'innocuité du Reiki chez les nouveau-nés à risque en utilisant des paramètres néonatals. Cette étude pilote porte sur la faisabilité et démontre que le Reiki est sans danger lorsqu'il est administré à cette population à haut risque. Les considérations pour les études futures sont discutées.

Janvier 2018 : Effets du Reiki sur la physiothérapie sur le soulagement des douleurs lombaires et l'amélioration des activités vie quotidienne des patients atteints de hernie discale.

Les patients atteints de hernie discale intervertébrale (IVDH) recherchent des traitements médicaux complémentaires et conventionnels pour traiter les problèmes associés. Cette étude visait à déterminer l'efficacité du Reiki par rapport à la kinésithérapie pour soulager l'intensité de la douleur au bas du dos et améliorer les activités de la vie quotidienne chez les patients IDVH.

Dans cette étude clinique, 60 patients atteints d'HIVDH ont été assignés au hasard à l'un des groupes Reiki, physiothérapie et traitement médicamenteux. La sévérité de la douleur et les AVQ ont été mesurées à l'aide d'un questionnaire ADL-Instrumental, ADL-douleur avant et après l'intervention. Une différence significative a été trouvée dans l'intensité de la douleur et l'amélioration des ADL entre le Reiki et le traitement médicamenteux. Cependant, il n'y avait pas de différence significative entre les groupes de Reiki et de physiothérapie dans la gestion de la douleur et l'amélioration des AVQ.

Le Reiki et la physiothérapie sont des méthodes efficaces pour gérer la douleur et améliorer les AVQ (activités vie quotidienne) chez les patients atteints d'HIVDH. Cependant, le Reiki est une méthode de traitement plus économique et plus rapide que la physiothérapie.

<u>**Décembre 2017 : L'impact du Reiki sur les effets secondaires chez les patients atteints de néoplasie tête-cou en radiothérapie: une étude pilote**</u>

Une forte douleur a été signalée à 10,5% des patients au cours de la cinquième semaine, contre 21,1% des patients la semaine précédente; un degré de mucosité égal à G3 a également été retrouvé dans 15,5% des cas selon l'évaluation clinique, ainsi que chez 10,5% des patients selon le fonctionnel. Un seul cas (5,3%) de toxicité cutanée de grade 3 a été enregistré.

Conclusion : l'étude montre comment le traitement Reiki profite dans la plupart des cas aux patients, avec à la fois un soutien psychologique pour aider à gérer le processus thérapeutique et un soutien intégré au traitement de la douleur.

<u>Octobre 2017 : le Reiki est plus efficace que le placebo</u>

Cette étude passe en revue les études cliniques disponibles sur le Reiki afin de déterminer s'il est prouvé que le Reiki fournit plus qu'un effet placebo. La littérature disponible de langue anglaise sur le Reiki a été examinée, en particulier pour les études cliniques évaluées par des pairs avec plus de 20 participants du groupe de traitement du Reiki, en tenant compte d'un effet placebo. Sur les 13 études appropriées, 8 ont démontré que le Reiki était plus efficace que le placebo, 4 n'ont trouvé aucune différence, mais avaient un pouvoir de résolution statistique discutable, et une seule a clairement démontré leur inefficacité.

Considérées collectivement, ces études confirment raisonnablement que le Reiki est plus efficace que le placebo. D'après les informations actuellement disponibles, le Reiki est une thérapie "complémentaire" sûre et douce qui active le système nerveux parasympathique pour guérir le corps et l'esprit. Il pourrait être utilisé plus largement dans la gestion des maladies chroniques et éventuellement dans le rétablissement postopératoire. Des recherches sont nécessaires pour optimiser la prestation du Reiki.

<u>**Juillet 2017 : L'auto-efficacité pour faire face au cancer améliore l'effet des traitements Reiki pendant la phase préopératoire des patientes atteintes d'un cancer du sein**</u>

Les résultats ont montré que l'auto-efficacité pour faire face au cancer peut influencer les effets d'un traitement de Reiki. Les patients plus efficaces ont montré un effet plus puissant de l'intervention Reiki sur l'anxiété et l'humeur que les patients peu efficaces.

Conclusion : d'un point de vue pratique, l'étude fournit des résultats intéressants pour les professionnels de la santé.

Mai 2017 : Le Reiki chez les patients enfants recevant des soins palliatifs

L'échantillon final comprenait 8 enfants verbaux et 8 enfants non verbaux, 16 mères et 1 infirmière. Tous les scores moyens pour les variables de résultat ont diminué du pré-traitement au post-traitement pour les deux sessions.

Diminutions significatives de la douleur pour le traitement 1 chez les enfants non verbaux (P = 0,063) et pour la fréquence respiratoire du traitement 2 chez les enfants verbaux (P = 0,009). Les tailles d'effets Cohen étaient moyennes à grandes pour la plupart des mesures de résultats.

Avril 2017 : Effets du Reiki sur la douleur, la tension sanguine et l'anxiété chez le patient en chirurgie du genou

Cette étude pilote contrôlée à l'aveugle a examiné les effets du Reiki sur 46 patients subissant une chirurgie de remplacement du genou. Sur les 3 groupes Reiki, Sham Reiki et Standard of Care, seul le groupe Reiki a présenté des réductions significatives de la douleur, de la tension artérielle, du taux de respiration et de l'anxiété de l'état, ce qui constitue la preuve d'une étude clinique à grande échelle.

<u>**Avril 2017 : Le Reiki ou la prière sont-ils efficaces pour soulager la douleur lors d'une hospitalisation par césarienne? Une revue systématique et une méta-analyse d'essais contrôlés randomisés**</u>

Il y avait des preuves avec un risque élevé de biais montrant une diminution statistiquement significative du score de douleur par l'utilisation du Reiki et de la prière, en relation avec le groupe protocole: différence moyenne = -1,68; Intervalle de confiance à 95%: -1,92 à -1,43; P <0,00001; I2 = 92%. De plus, il n'y avait pas de différence statistiquement significative entre la fréquence cardiaque et la pression artérielle systolique ou diastolique.

Conclusion : les preuves présentant un risque élevé de biais suggèrent que le Reiki et la méditation de prière pourraient être associés à la réduction de la douleur.

Cette étude visait à déterminer les effets du Reiki sur la douleur et les signes vitaux lorsqu'elle était appliquée pendant 15 minutes sur la zone d'incision du corps après une opération par césarienne. L'étude était à simple insu, randomisée et à double contrôle (Reiki, Reiki factice et groupes de contrôle). Quarante-cinq patients, égalisés en fonction de l'âge et du nombre de naissances, ont été assignés au hasard aux groupes de Reiki, de Reiki factice et de contrôle.

Le traitement, qui a été appliqué aux patients de ces 3 groupes, a été appliqué pendant 15 minutes sur la zone d'incision du corps dans les premières 24 et 48 heures après l'opération, dans les 4 à 8 heures suivant l'application d'analgésiques standards. Les données de l'étude ont été recueillies à l'aide d'un formulaire de suivi du patient et d'une échelle visuelle analogique (EVA). Les valeurs moyennes de mesure de l'échelle analogique visuelle étaient significativement différentes les unes des autres selon les groupes et les moments (p <0,05). Une réduction de la douleur de 76,06% a été déterminée chez les patients du groupe Reiki entre les mesures effectuées le jour 1 avant et après l'application le deuxième jour (jour 2 après la transmission).

Les valeurs de mesure du rythme respiratoire et de la pression artérielle systolique étaient significativement différentes les unes des autres selon les groupes (P <0,05). On a observé que le groupe Reiki utilisait moins d'analgésiques tout au long de l'étude et qu'il en avait besoin plus longtemps que les groupes factices Reiki et témoins (p <0,05). Il a été conclu que le Reiki appliqué pendant 15 minutes sur la zone de l'incision après une opération par césarienne avait les effets attendus sur la douleur et la nécessité d'utiliser des analgésiques, mais que cela n'avait aucun effet sur les signes vitaux.

Novembre 2016 : Massage et Reiki pour diminuer le stress et l'anxiété

Il y avait des différences statistiques (p = 0,000) selon l'analyse de variance (ANOVA) pour le stress parmi les groupes 2 et 3 (p = 0,014) avec une réduction de 33% et un coefficient de Cohen de 0,78. En ce qui concerne l'état d'anxiété, il y avait une réduction des groupes d'intervention comparée au groupe témoin (p <0,01), une réduction de 21% dans le groupe 2 (Cohen de 1,18) et une réduction de 16% pour le groupe 1 (Cohen de 1,14).

Conclusion : massage + Reiki a produit de meilleurs résultats parmi les groupes et la conclusion est que des études supplémentaires doivent être effectuées avec l'utilisation d'un groupe placebo pour évaluer l'impact de la technique séparément des autres techniques.

Les personnes vivant avec le VIH recherchent souvent des traitements complémentaires pour améliorer leur santé et leur bien-être en général. Le Reiki, une pratique de guérison ancienne, s'est avéré efficace pour réduire les symptômes de stress, d'anxiété, de douleur et de dépression. Le but de cette étude pilote était d'évaluer l'efficacité du Reiki en tant que traitement complémentaire pour ces personnes.

En utilisant un plan expérimental utilisant des méthodes mixtes à deux groupes, 37 participants ont été randomisés pour former un groupe de six semaines de Reiki avec Music Group ou un groupe de Music Only. Les mesures autodéclarées et physiologiques ont été obtenues au départ, à 6 semaines et à 10 semaines.

Des améliorations significatives dans le soulagement de la douleur et du stress chez ceux recevant RMG ont été constatées. Lors de l'évaluation de six semaines, des entretiens semi-structurés ont été menés avec tous les participants. Les résultats qualitatifs ont indiqué que le Reiki et la musicothérapie ont permis de réduire le stress, l'anxiété et la dépression. Des données factuelles concernant l'efficacité du Reiki aideront les infirmières à aider les patients à mieux gérer les symptômes liés au VIH.

<u>**Août 2016 : Reiki et relaxation chez les survivants de cancer**</u>

Les sujets ayant obtenu une note élevée de signification et de paix dans la vie ont démontré une perception plus grande de la profondeur de la relaxation. Une comparaison des sujets recevant simultanément du Reiki (19) et du yoga réparateur avec ceux recevant uniquement du yoga restauratif (7) a montré que les sujets de Reiki avaient une profondeur de relaxation perçue supérieure à celle des sujets ne bénéficiant pas de l'intervention de Reiki. Les participants non-Reiki ont également montré plus de difficulté que les membres du groupe Reiki à surmonter leurs pensées effrayantes.

Conclusion : les implications cliniques suggèrent que les patients doivent être dépistés et traités pour des symptômes de type traumatisme, y compris des pensées intrusives liées à l'anxiété et à la dépression, avant d'être dirigés vers des programmes complémentaires proposant des interventions de méditation ou de relaxation.

<u>Juin 2016 : Reiki, massage, yoga et cancer</u>

La conception expérimentale a mesuré si l'engagement dans des services de yoga, de massage ou de Reiki avait une incidence sur le bien-être auto-perçu de 150 patients dans un centre de ressources sur le cancer à deux reprises.

Résultats : les trois services ont contribué à réduire le stress et l'anxiété, à améliorer l'humeur et à améliorer la santé globale et la qualité de vie perçues par les clients des centres de traitement du cancer de la même manière. Le Reiki réduit davantage la douleur des patients atteints de cancer que le massage ou le yoga.

<u>Juin 2016 : Efficacité de la mise en œuvre de la méthode reiki pour réduire l'échec du sevrage</u>

Le Reiki réduit l'agitation des patients. Une diminution objective du nombre de jours de ventilation mécanique, de la durée du séjour, de doses plus faibles de sédatifs et une légère diminution de l'échec de sevrage dans le tractus gastro-intestinal ont été observées. Aucune différence statistiquement significative n'a été trouvée dans la variable principale.

La douleur est l'un des symptômes du cancer les plus redoutés. Une mauvaise douleur mal soulagée contribue aux souffrances du patient et de sa famille. Cela peut les encourager à rechercher des thérapies complémentaires et alternatives supplémentaires, telles que celle présentée dans notre revue de littérature.

Le Reiki est compris comme une méthode de guérison qui utilise l'énergie universelle pour atteindre l'équilibre et l'harmonie du corps, de l'esprit et de l'âme, par l'imposition des mains. Le Reiki est une relation relativement nouvelle pour le soulagement des symptômes du cancer. En fait, il existe encore quelques articles dans ce domaine. Actuellement, les auteurs explorent les preuves de l'efficacité du Reiki en relation avec la douleur cancéreuse et le contrôle des symptômes.

En raison de l'intérêt accru porté par les professionnels de la santé, en particulier des professionnels de l'oncologie, au soulagement des symptômes du cancer, une synthèse d'études récentes a été présentée pour fournir la preuve à ce jour.

Après notre revue de la littérature, nous pouvons conclure que les preuves de l'efficacité du Reiki à soulager les symptômes du cancer sont insuffisantes en raison de la petite taille de l'échantillon utilisé, de la rareté des études et de l'abandon des participants à l'étude.

Le but de cette étude pilote était de déterminer si le Reiki individualisé administré à des patients atteints de cancer dans un hôpital brésilien améliorait les symptômes et le bien-être. Les données de 36 patients ayant reçu 5 sessions de Reiki ont été collectées à l'aide du MYMOP et ont été comparées avant et après leur traitement, ainsi que pour 14 patients n'ayant pas reçu de Reiki et agissant comme groupe de comparaison. Vingt et un patients ont déclaré se sentir mieux, 12 se sentir moins bien et 3 n'avoir enregistré aucun changement. Dans le groupe de comparaison, 6 patients ont déclaré se sentir mieux et 8 se sentir moins bien.

La pratique du Reiki dispensée dans le cadre des soins intégratifs en oncologie a eu des effets cliniquement significatifs, bien que non statistiquement significatifs, pour plus de la moitié des patients sous traitement anticancéreux.

<u>Avril 2016 : le Reiki chez les femmes atteints de cancer</u>

Les thèmes clés identifiés étaient: une compréhension limitée du Reiki avant de recevoir un Reiki, libération de tension émotionnelle pendant le Reiki, sensation de libération d'énergie, libération de l'esprit du cancer, paix et relaxation intérieure, espoir, sentiment d'être soigné, expérience des sensations physiques pendant le Reiki, telles que le soulagement de la douleur et les picotements, améliorations physiques, émotionnelles et cognitives après le Reiki, telles qu'une amélioration du sommeil, un sentiment de calme et de paix, une réduction de la dépression et une amélioration de la confiance en soi.

Conclusion : les résultats suggèrent que le Reiki pourrait être un outil bénéfique dans l'autogestion des problèmes de qualité de vie des femmes atteintes de cancer.

Février 2016 : Effet du Reiki sur les patients souffrant d'arthroplastie totale du genou: une étude pilote

Toutes les séances de thérapie Reiki ont entraîné une réduction statistiquement significative de la douleur, à l'exception des séances de la PACU. Les sujets recevant du Reiki ont répondu positivement aux questionnaires remplis le jour de leur sortie. Aucune différence statistiquement significative n'a été trouvée dans l'utilisation des médicaments contre la douleur.

Discussion : le Reiki peut être un composant efficace dans la gestion de la douleur postopératoire des patients chirurgicaux.

Limites : le nombre de sujets était limité en raison de la difficulté de rencontrer les patients et d'obtenir un consentement éclairé. En raison de la nature de la thérapie Reiki, l'étude n'a pas été aveuglée. La musique jouée pendant le traitement de Reiki aurait pu contribuer à l'effet ressenti par les patients. Tous les questionnaires n'ont pas été recueillis avant la sortie du patient.

Recommandations pour d'autres études : Les études futures devraient inclure plus de sujets, contrôler l'utilisation de la musique pendant la session de Reiki et mesurer la durée de diminution de la douleur après les traitements de Reiki.

Résultats inattendu : suite à des réactions positives et à une diminution de l'évaluation de la douleur après les séances de Reiki, un programme de Reiki a été mis en place à l'hôpital. Dix infirmières ont été formées et certifiées en Reiki.

Septembre 2015 : L'utilisation de l'auto-Reiki pour la réduction du stress et la relaxation

A l'exception de trois participants, les participants ont estimé que le Reiki est une technique crédible de réduction du niveau de stress. À l'exception de deux participants, les participants ont convenu que le Reiki serait efficace pour réduire les niveaux de stress. Tous les participants ont éprouvé du stress au cours du mois précédant l'achèvement du SPS initial.

Il y avait une réduction significative des niveaux de stress d'avant l'étude à après l'étude. Il y avait une corrélation entre l'auto-évaluation de l'amélioration et les scores finaux de PSS. À une exception près, les niveaux de stress à 20 semaines ne sont pas revenus aux niveaux de stress antérieurs à l'étude.

Conclusion: cette étude appuie l'hypothèse selon laquelle l'effet calmant du Reiki peut être obtenu par l'utilisation de l'auto-Reiki.

Août 2015 : le Reiki contre le burn-out des praticiens en santé mentale

Le Reiki était statistiquement significativement supérieur au Reiki factice pour réduire l'épuisement professionnel chez les cliniciens communautaires en santé mentale (p = 0,011). Le Reiki a joué un rôle important dans la réduction de la dépersonnalisation (p <0,001), mais uniquement chez les célibataires. Le Reiki a réduit le symptôme principal sur le MYMOP également chez les célibataires uniquement (p = 0,03).

Conclusion: les effets du Reiki ont été différenciés du simulacre de Reiki. Le Reiki pourrait être utile dans les environnements de santé mentale communautaires pour la santé mentale des praticiens.

Le but de cette étude était d'examiner l'effet du Reiki sur la douleur, l'anxiété et les paramètres hémodynamiques au cours des jours 1 et 2 postopératoires chez les patients ayant subi une césarienne. La conception de cette étude était un essai clinique contrôlé randomisé.

L'étude a eu lieu entre février et juillet 2011 à l'unité d'obstétrique de l'hôpital public Odemis à Izmir, en Turquie. Quatre-vingt-dix patients égalisés en fonction de l'âge et du nombre de naissances ont été assignés au hasard à un groupe de Reiki ou à un groupe de contrôle (repos sans traitement). Le traitement a été appliqué aux deux groupes au cours des 24 et 48 heures suivant l'accouchement, pour un total de 30 minutes dans 10 régions identifiées du corps pendant 3 minutes chacune.

Le Reiki a été appliqué pendant 2 jours une fois par jour (dans les premières 24 et 48 heures) dans les 4 à 8 heures suivant l'administration de l'analgésique standard, administré par voie intraveineuse par une infirmière. Une échelle visuelle analogique (EVA) et l'inventaire d'état d'anxiété ont été utilisés pour mesurer la douleur et l'anxiété.

Les paramètres hémodynamiques, notamment la pression artérielle (systolique et diastolique), les rythmes du pouls et de la respiration et les besoins en analgésiques ont également été enregistrés. Des différences statistiquement significatives d'intensité de la douleur (p = .000), de la valeur de l'anxiété (p = .000) et du taux de respiration (p = .000) mesurées au fil du temps ont été observées entre les deux groupes. Il y avait une différence statistiquement significative entre les deux groupes quant au temps (p = .000) et au nombre (p = .000) d'analgésiques nécessaires après l'application de Reiki et à un repos sans traitement.

Les résultats ont montré que l'application de Reiki réduisait l'intensité de la douleur, la valeur de l'anxiété, le rythme respiratoire, ainsi que la nécessité et le nombre d'analgésiques. Cependant, cela n'a pas d'effet sur la pression artérielle ni sur le pouls. L'application de Reiki en tant qu'intervention infirmière est recommandée comme méthode de soulagement de la douleur et de l'anxiété chez les femmes après une césarienne.

<u>**Avril 2015 : Reiki contre l'anxiété et la dépression**</u>

Nous avons trouvé trois études à inclure dans la revue. Un homme recruté chez qui un diagnostic de cancer de la prostate non métastatique avait été prouvé par biopsie et qui ne recevait pas de chimiothérapie et qui avait choisi de recevoir une radiothérapie à faisceau externe; la deuxième étude a recruté des participants vivant dans la communauté âgés de 55 ans et plus.

La troisième étude a recruté des étudiants universitaires. Ces études comprenaient des sous-groupes d'anxiété et de dépression définis par les scores de symptôme et fournissaient des données séparément pour ces sous-groupes. Comme cela ne concernait que 25 personnes souffrant d'anxiété et 17 personnes souffrant de dépression et 20 autres souffrant d'anxiété ou de dépression, sans que cela soit précisé, les résultats ne pouvaient être rapportés que de manière narrative. Ils ne montrent aucune preuve que le Reiki soit bénéfique ou nuisible dans cette population. Le risque de biais pour les études incluses a généralement été considéré comme peu clair ou élevé dans la plupart des domaines, ce qui réduit la certitude des preuves.

Conclusion : les preuves sont insuffisantes pour dire si le Reiki est utile ou non aux personnes de plus de 16 ans souffrant d'anxiété ou de dépression, ou des deux.

Cette étude pilote a examiné les effets de la thérapie Reiki et de la camaraderie sur l'amélioration de la qualité de vie, de l'humeur et de la détresse liée aux symptômes pendant la chimiothérapie. Trente-six patientes atteintes d'un cancer du sein ont reçu les soins habituels, le Reiki ou un compagnon au cours d'une chimiothérapie.

Premièrement, les données ont été recueillies auprès de patients recevant des soins habituels. Deuxièmement, les patients ont été randomisés pour recevoir du Reiki ou un compagnon au cours de la chimiothérapie. Des questionnaires évaluant la qualité de vie, l'humeur, la détresse liée aux symptômes et l'acceptabilité du Reiki ont été remplis au début et aux séances de chimiothérapie 1, 2 et 4. Le Reiki a été considéré comme relaxant sans effets secondaires.

Le Reiki et les groupes de compagnons ont signalé des améliorations de la qualité de vie et de l'humeur supérieures à celles observées dans le groupe de soins habituel. Les interventions au cours de la chimiothérapie, telles que le Reiki ou la compagnie, sont réalisables, acceptables et peuvent réduire les effets secondaires.

<u>**2015 : Effets du Reiki à distance sur la douleur, l'anxiété et la fatigue chez des patients oncologiques en Turquie**</u>

Le groupe expérimental était composé principalement de femmes (71,4%), de personnes mariées (40%) et de diplômés du primaire (40%). Le groupe témoin était principalement composé d'hommes (72,7%), de mariés (60%) et de diplômés du primaire (60%). Le groupe témoin a présenté des niveaux plus élevés de douleur (p = 0,002), de stress (p = 0,001) et de fatigue (p = 0,001).

Le score de douleur du groupe Reiki (p <0,0001), le score de stress (p <0,001) et le score de fatigue étaient également significativement plus bas.

Conclusion: les résultats de cette étude indiquent que le Reiki peut diminuer la douleur, l'anxiété et la fatigue chez les patients en oncologie.

<u>Décembre 2014 : Le Reiki contre la douleur et l'anxiété</u>

L'objectif de cette étude était de calculer l'effet du traitement Reiki sur la douleur et l'anxiété dans le cadre d'essais cliniques randomisés. Une recherche systématique dans les bases de données PubMed, ProQuest, Cochrane, PsychInfo, CINAHL, Web of Science, Global Health et Medline a été effectuée à l'aide des termes de recherche douleur, anxiété et Reiki.

Le Centre de recherche sur le Reiki a également été examiné pour des articles. Les études qui utilisaient la randomisation et un groupe de contrôle ou de soins habituels, utilisaient la thérapie Reiki dans un bras de l'étude, ont été publiées en 2000 ou plus tard dans des revues à comité de lecture en anglais, et mesuraient la douleur et l'anxiété. Après avoir éliminé les doublons, 49 articles ont été examinés et 12 ont été soumis à un examen complet. Sept études remplissaient les critères d'inclusion: quatre articles sur des patients cancéreux, un sur des patients postopératoires et deux adultes âgés vivant dans la communauté analysés. Les tailles d'effet ont été calculées pour toutes les études en utilisant la statistique de Cohen.

L'ampleur de l'effet pour les différences au sein des groupes allait de d = 0,24 pour la diminution de l'anxiété chez les femmes subissant une biopsie du sein à d = 2,08 pour la réduction de la douleur chez les adultes vivant dans la communauté. Les différences entre les groupes allaient de d = 0,32 pour la diminution de la douleur lors d'une intervention de Reiki par rapport au repos chez les patients cancéreux à d = 4,5 pour la diminution de la douleur chez les adultes résidant dans la communauté.

Bien que le nombre d'études soit limité, sur la base de la taille des statistiques de Cohen calculées dans cette revue, il existe des preuves suggérant que le traitement par Reiki puisse être efficace contre la douleur et l'anxiété. Il est recommandé de poursuivre les recherches en utilisant le traitement Reiki avec des échantillons de plus grande taille, des groupes systématiquement randomisés et des protocoles de traitement standardisés.

<u>**Décembre 2014 : Lancer un programme de Reiki ou CAM dans un organisme de santé - élaborer un plan d'affaires**</u>

Des services de médecine complémentaire et alternative, tels que le Reiki, continuent d'être offerts aux consommateurs dans de nombreux hôpitaux et autres organisations de soins de santé. Les infirmières, les médecins et les autres prestataires de soins de santé manifestent un intérêt croissant pour l'intégration des thérapies de MCA dans des contextes traditionnels.

Les organisations de soins de santé répondent à ce besoin mais ne savent peut-être pas comment démarrer les programmes de CAM. Démarrer un programme de Reiki dans un environnement de soins de santé doit être envisagé dans une approche de modèle d'entreprise. Cet article présente aux infirmières et aux autres professionnels de la santé les concepts de base du développement d'un plan d'entreprise et les étapes importantes à suivre lors du démarrage d'un programme de Reiki ou de FAO.

<u>**Septembre 2014 : Intégration du Reiki dans la communauté**</u>

Afin de fournir aux étudiants une expérience de soins holistique significative tout en intégrant une bourse engagée dans la communauté, les étudiants se sont associés à un membre du corps enseignant préparé au Reiki dans une clinique communautaire gérée par une infirmière pour offrir le Reiki aux clients et participer à l'évaluation de l'efficacité de la modalité. Cet article décrit comment les étudiants et les professeurs ont intégré les soins holistiques, l'érudition et l'engagement communautaire. Cette expérience a permis aux étudiantes d'adopter l'art et la science des soins infirmiers holistiques tout en acquérant de l'expérience dans la mesure des résultats.

Août 2014 : Amélioration de la cohérence au sein de la bande thêta entre des paires de cerveaux participant à des procédures de Reiki expérimentées ou naïves

Seule la cohérence dans la plage thêta a augmenté avec le temps entre les cerveaux des paires de Reiki par rapport aux paires de Sham, en particulier sur l'hémisphère gauche. Les notes agrément-désagrément des mots employés pour décrire les expériences écrites après l'expérience étaient plus congruentes pour les paires de Reiki par rapport aux paires de référence.

Conclusion : la synchronisation accrue de l'activité cérébrale du participant et du praticien au cours de thérapies proximales impliquant un toucher tel que le Reiki peut être un élément important de tout effet bénéfique ultérieur.

Une femme de neuf ans ayant des antécédents d'AVC périnatal, de convulsions et de diabète de type I a été vue pendant six semaines de Reiki afin de déterminer les effets du Reiki sur la relaxation et, partant, la prévention des futures crises. Les objectifs secondaires et tertiaires étaient de déterminer les effets du Reiki sur les habitudes de sommeil et les niveaux de stress de la mère. Il y avait une diminution du stress à la fois chez l'enfant et chez la mère, tel que mesuré par une échelle de stress perçue modifiée et une échelle de stress perçue, respectivement.

Le sentiment général de bien-être de l'enfant, tel que mesuré par un questionnaire global, n'a pas changé. Il y avait un changement positif dans les habitudes de sommeil dans 33,3% des nuits au cours desquelles l'étude a eu lieu, comme indiqué dans un journal de sommeil tenu par la mère.

L'enfant et le maître de Reiki (un praticien de Reiki qui a suivi les trois niveaux de formation de certification de Reiki et qui forme et certifie des personnes dans la pratique du Reiki, ainsi que fournit du Reiki à des personnes) ont expérimenté des sensations de chaleur et de picotement sur la même zone de l'enfant pendant les sessions de Reiki. L'enfant se détendit dans les cinq à sept premières minutes de chaque session, comme indiqué par le maître de Reiki. Aucune saisie n'a été signalée au cours de cette étude.

Le Reiki peut être un complément utile pour les enfants ayant des niveaux de stress accrus et des troubles du sommeil consécutifs à leur état de santé. Des recherches supplémentaires sont nécessaires pour évaluer l'utilisation du Reiki chez les enfants, en particulier avec un échantillon de grande taille, et pour évaluer l'utilisation à long terme du Reiki et ses effets sur un sommeil adéquat.

<u>Février 2014 : Traitement Reiki pour la douleur buccale postopératoire chez les patients pédiatriques: données pilotes d'un essai clinique randomisé à double insu</u>

Trente-huit enfants ont participé. La procédure d'aveuglement a été réussie. Aucune différence statistiquement significative n'a été observée entre les groupes pour toutes les mesures de résultats.

Implications : notre étude fournit un exemple réussi de procédure aveugle pour le traitement Reiki chez les enfants en période péri-opératoire. Cette étude ne soutient pas l'efficacité du Reiki en tant que traitement adjuvant au traitement opioïde pour le contrôle de la douleur postopératoire chez les patients pédiatriques.

<u>**Février 2014 : Développement d'un programme de formation en Reiki hospitalier: formation de volontaires pour fournir du Reiki aux patients, aux familles et au personnel en soins de courte durée**</u>

Créer un environnement sain et propice à la guérison pour les patients, les familles et le personnel est un défi permanent. Dans le cadre du programme de soins intégratifs de notre hôpital, un programme de bénévolat Reiki a permis de créer un environnement de soins et de guérison, offrant aux patients, à leur famille et au personnel un moyen de réduire la douleur et l'anxiété et d'améliorer leur capacité à se détendre et à être présents.

Étant donné que les prestataires de soins directs gèrent des besoins multiples et concurrents à tout moment, ils peuvent ne pas être disponibles pour fournir du Reiki lorsque cela est nécessaire. Ce programme démontre qu'un programme basé sur le volontariat peut aider avec succès les infirmières à répondre à la demande des patients, de leurs familles et de leur personnel pour des services de Reiki.

Février 2014 : Compétence culturelle, autonomie et conflits spirituels liés aux thérapies Reiki / CAM: les patients doivent-ils être informés?

L'utilisation de médecines alternatives et complémentaires (CAM) telles que le Reiki est à la hausse dans les centres de santé. Le Reiki est associé à une spiritualité en conflit avec certains systèmes de croyance. Les établissements de santé catholiques ne sont pas autorisés à proposer cette thérapie car elle est en contradiction avec les enseignements de l'Église catholique. Cependant, les hôpitaux l'offrent sans en révéler les aspects spirituels aux patients.

Cet article abordera les préoccupations éthiques et les éventuelles implications juridiques associées au processus actuel d'offre de Reiki. Il répondra à ces préoccupations sur la base de la norme de compétence culturelle de la Commission mixte et des principes éthiques d'autonomie et de consentement éclairé. Une proposition sera également présentée, identifiant les informations spécifiques que les praticiens de Reiki / CAM devraient offrir à leurs patients par respect de leur autonomie ainsi que de leurs croyances culturelles, spirituelles et religieuses.

<u>**Juin 2013 : Reiki et thérapies apparentées dans le service de dialyse: discussion éthique et fondée sur des preuves permettant de débattre du point de savoir si ces médicaments complémentaires et alternatifs sont bien accueillis ou interdits**</u>

Malgré l'utilisation répandue des CAM (médecines alternatives complémentaires) dans la population en général, peu d'études traitent des avantages et des inconvénients de l'intégration de la médecine traditionnelle et des CAM chez les patients dialysés; un article ne traitait que de l'utilisation du Reiki et des pratiques connexes. En élargissant la recherche à la douleur chronique, au Reiki et aux pratiques associées, 419 articles ont été trouvés sur Medline et 6 ont été sélectionnés (1 revue Cochrane et 5 ECR mettant à jour la revue Cochrane).

Selon l'approche EBM, le Reiki permet une réduction de la douleur statistiquement significative mais très faible sans effets secondaires spécifiques. La thérapie douce au toucher et le Reiki sont donc de bons exemples d'approches dans lesquelles une efficacité controversée doit être contrebalancée par aucun effet secondaire connu, une disponibilité gratuite et fréquente (associations de volontaires à but non lucratif) et une intégration facile avec tout autre traitement pharmacologique ou non pharmacologique.

Bien qu'une approche classique fondée sur des preuves, montrant une efficacité faible, risque de conduire à une attitude négative à l'égard de l'utilisation du Reiki dans le service de dialyse, la discussion éthique, l'analyse de la bénéfice (efficacité) avec non-maléfice (effets secondaires), la justice (coût, disponibilité et intégration aux thérapies conventionnelles) et l'autonomie (choix du patient) sont susceptibles de conduire à une attitude permissive-positive.

Conclusion : cet article discute des données actuelles sur le Reiki et les techniques associées en tant qu'analgésiques dans un cadre éthique et suggère aux médecins de considérer l'efficacité, mais également les effets secondaires, la contextualisation (disponibilité et coûts) et les demandes du patient, en suivant les suggestions du médecin. Société pour l'oncologie intégrative (tolérer, contrôler l'efficacité et les effets indésirables).

<u>**Juin 2013 : La pratique du Reiki ne semble pas produire systématiquement des champs électromagnétiques de haute intensité provenant du cœur ou des mains de praticiens du Reiki**</u>

Pour tous les sujets, dans toutes les conditions, les capteurs les plus proches du cœur et les mains ont produit des pointes de 2 pT correspondant au battement de coeur. Les enregistrements de 2 maîtres et d'un volontaire ont montré une oscillation à onde sinusoïdale de faible intensité de 0,25 à 0,3 Hz (intensité de 0,1 à 0,5 pT), qu'ils pratiquent ou non le Reiki. Cette oscillation a probablement reflété une arythmie respiratoire du sinus, à en juger par comparaison avec les études précédentes. Ces signaux n'ont pas été détectés dans les études originales. Dans la présente étude, aucune intensité de champ électromagnétique supérieure à 3 pT n'a été observée dans les enregistrements.

Conclusion : la pratique du Reiki ne semble pas produire systématiquement des champs électromagnétiques de haute intensité provenant du cœur ou des mains. Alternativement, il est possible que la guérison énergétique soit stimulée en accordant un rayonnement environnemental externe, tel que la résonance Schumann, qui a été bloquée dans la présente étude par le puissant blindage magnétique entourant le SQUID.

<u>**Avril 2013 : Temari Reiki: une nouvelle approche du Reiki traditionnel**</u>

Cet article résume l'histoire du Reiki, un art ancien de la guérison, depuis ses origines au Japon jusqu'à la pratique actuelle aux États-Unis. Il définit la thérapie Reiki et discute du développement d'une nouvelle méthode de Reiki appelée Temari Reiki et de l'utilisation de deux chakras supplémentaires. Enfin, des exemples de scénarios de clients sont fournis.

En raison du succès de Temari Reiki dans ma pratique, il est recommandé de l'intégrer comme traitement pour renforcer les plans de soins des patients basés sur la médecine occidentale traditionnelle pour les patients atteints de cancer, de douleurs, de stress et d'autres problèmes de santé invalidants. En outre, il est recommandé d'effectuer des recherches supplémentaires faisant appel à des essais cliniques randomisés pour examiner les avantages du Temari Reiki pour améliorer le bien-être mental, physique et mental des patients.

<u>**Mars 2013 : Amélioration symptomatique rapportée après avoir reçu du Reiki dans un centre de perfusion pour le cancer**</u>

Au total, 145 enquêtes ont été complétées (taux de réponse de 34,5%), dont 47 participants ont été vus dans le centre de perfusion du cancer et 98 dans d'autres zones de l'hôpital. Le Reiki a été considéré comme une expérience positive par 94% des patients du centre anticancéreux et 93% des autres, dont 92% dans le centre anticancéreux et 86% des autres intéressés par des sessions supplémentaires de Reiki.

L'amélioration symptomatique était similaire chez les personnes du centre anticancéreux et les autres, respectivement, avec une amélioration très grande pour 89% et 86% pour la relaxation, 75% et 75% pour l'anxiété / inquiétude, 81% et 78% pour l'amélioration de l'humeur, 43% et 35% pour une amélioration du sommeil, 45% et 49% pour une réduction de la douleur, 38% et 43% pour une réduction de l'isolement / de la solitude, 75% et 63% pour une amélioration de l'attitude et 30% et 30% pour une amélioration de l'appétit. La réponse n'a pas été affectée par une exposition antérieure au Reiki, à un massage ou à un autre traitement tactile.

Conclusion : le Reiki a de nombreux avantages symptomatiques, notamment une amélioration des symptômes courants liés au cancer.

<u>Février 2013 : Formation Reiki pour les soignants de patients pédiatriques hospitalisés: un programme pilote</u>

Dans un grand hôpital pédiatrique, un maître de Reiki a offert une série de cours de formation au Reiki pour explorer la faisabilité d'un programme de formation au traitement Reiki destiné aux soignants des patients hospitalisés en pédiatrie ou en oncologie, dans un hôpital pédiatrique. À la fin de la formation, une entrevue a été menée pour recueillir les commentaires des participants sur l'efficacité et la faisabilité du programme de formation. Dix-sept des 18 familles ont accepté de participer. La plupart des familles (65%) ont assisté à trois sessions de formation au Reiki, indiquant que le Reiki était bénéfique pour leur enfant en améliorant leur confort (76%), en leur fournissant de la relaxation (88%) et un soulagement de la douleur (41%).

Tous les soignants ont indiqué que le fait de devenir un participant actif dans les soins de leur enfant constituait un avantage majeur de la participation à la formation au Reiki. Un programme de formation Reiki en milieu hospitalier pour les aidants de patients pédiatriques hospitalisés est réalisable et peut avoir un impact positif sur les patients et leurs familles. Des recherches plus rigoureuses sur les avantages du Reiki dans la population pédiatrique sont nécessaires.

<u>**Février 2013 : Une expérience de formation infirmière intégrale: les résultats d'un cours de Reiki BSN**</u>

Le Reiki est une modalité de guérison pratique utilisée pour soutenir le processus de guérison des patients dans plus de 800 hôpitaux aux États-Unis. Cet article explore les résultats pédagogiques d'un cours Reiki RN-BSN en tant qu'aspect d'une expérience de programme intégrale et holistique.

<u>**2013 : Effet du Reiki sur la gestion des symptômes en oncologie**</u>

Le Reiki est une forme de thérapie énergétique dans laquelle le thérapeute, avec ou sans contact léger, aurait accès à des sources d'énergie universelles pouvant renforcer la capacité du corps à se guérir, à réduire l'inflammation et à soulager la douleur et le stress.

Il n'y a actuellement aucune licence pour le Reiki et, étant donné son risque apparemment faible, il y en aura probablement. Le Reiki semble être généralement sans danger et aucun effet indésirable grave n'a été signalé. Ainsi, cet article explique comment utiliser le Reiki dans les services d'oncologie.

Le but de cette étude était de déterminer si l'utilisation de Reiki diminuait la quantité de mépéridine administrée aux patients subissant une coloscopie de dépistage. La revue de la littérature révèle des études limitées pour montrer si le Reiki a été capable de réduire la quantité d'opioïde que le patient reçoit pendant la coloscopie de dépistage.

Un examen des dossiers de 300 patients a été effectué pour obtenir les doses moyennes initiales de patients traités à la mépéridine comme contrôle. Après l'examen des dossiers, 30 patients ont été recrutés pour l'étude Reiki. Vingt-cinq des patients du bras d'étude ont reçu du Reiki en association avec de la mépéridine. Cinq patients de l'étude choisis au hasard ont reçu un placebo Reiki en association avec de la mépéridine dans le but de rendre les cliniciens aveugles du traitement reçu par les patients.

Les résultats ont montré qu'il n'y avait pas de différences significatives dans l'administration de mépéridine entre les patients du groupe de lecture des dossiers (témoin) et du groupe Reiki. L'étude a révélé que 16% des personnes ayant reçu du Reiki et une sédation consciente par voie intraveineuse avaient reçu moins de 50 mg de mépéridine. Tous les patients du groupe d'analyse des dossiers ont reçu plus de 50 mg de méperidine.

Les résultats de cette étude pilote suggèrent qu'il pourrait y avoir une diminution de la méperidine nécessaire lors de la coloscopie de dépistage lorsque les patients reçoivent un traitement de Reiki avant la procédure. Une étude de plus grande envergure permettant de détecter de plus petites différences de médication constitue la prochaine étape pour déterminer plus précisément l'effet du Reiki sur la gestion de la douleur.

Le Reiki est un système de techniques de guérison naturelles administrées par imposition des mains et par transfert d'énergie du praticien de Reiki au destinataire. Nous avons étudié le rôle du Reiki dans la gestion de l'anxiété, de la douleur et du bien-être global chez les patients cancéreux. S'appuyant sur les résultats d'un projet pilote mené entre 2003 et 2005 par une association de bénévoles de notre hôpital, une étude plus vaste d'une durée de trois ans a été menée dans le même centre.

Les praticiens volontaires de Reiki ont reçu 2 ans de formation théorique et pratique. La population de l'étude était composée de 118 patients (67 femmes et 51 hommes, d'âge moyen, 55 ans) atteints d'un cancer à n'importe quel stade et recevant n'importe quel type de chimiothérapie. Avant chaque séance, les infirmières collectaient les données personnelles et l'historique clinique du patient.

La douleur et l'anxiété ont été évaluées selon une échelle d'évaluation numérique par les praticiens de Reiki. Chaque session durait environ 30 minutes. Les scores de douleur et d'anxiété ont été enregistrés à l'aide d'une échelle visuelle analogique (EVA), accompagnée d'une description des sentiments physiques ressentis par les patients au cours de la séance. Les 118 patients ont tous reçu au moins un traitement de Reiki (238 au total).

Dans le sous-groupe de 22 patients ayant subi le cycle complet de 4 traitements, le score d'anxiété VAS moyen a diminué de 6,77 à 2,28 (p <0,000001) et le score de douleur VAS moyen de 4,4 à 2,32 (p = 0,091).

Dans l'ensemble, les séances ont été jugées utiles pour améliorer le bien-être, la relaxation, le soulagement de la douleur, la qualité du sommeil et réduire l'anxiété. Offrir une thérapie Reiki dans les hôpitaux pourrait répondre aux besoins physiques et émotionnels des patients.

Le patient était un homme gravement malade alors âgé de 54 ans, qui souffrait d'hépatite C de types 1 et 2 et qui ne s'était pas amélioré avec un traitement conventionnel. Il souffrait également d'obésité, du syndrome métabolique, d'asthme et d'hypertension. Il a reçu un traitement expérimental à l'interféron / riboviron à haute dose, qui a entraîné une anémie profonde et une neutropénie.

La guérison énergétique et la thérapie Reiki ont été initialement administrées pour améliorer le sentiment de bien-être du patient et pour soulager son anxiété. Des effets possibles sur le nombre absolu de neutrophiles et l'hématocrite du patient ont également été signalés. Le traitement par Reiki a ensuite été instauré en période de neutropénie profonde afin d'évaluer son effet éventuel sur le nombre absolu de neutrophiles (ANC) du patient. Le Reiki et les autres séances de guérison énergétique ont été surveillés avec un véritable générateur de nombres aléatoires (GNA).

Résultats : des relations statistiquement significatives ont été documentées entre la thérapie Reiki, une atténuation du bruit blanc du GNA généré électroniquement pendant les séances de cicatrisation et une amélioration des soins prénatals du patient. Le résultat clinique immédiat était que le patient pouvait tolérer le régime d'interféron à forte dose sans manquer de doses en raison d'une neutropénie absolue. La patiente avait initialement répondu tardivement à l'interféron et avait 5% de chances de supprimer le virus. Il reste à l'écart du virus un an après le traitement.

Conclusion : l'association entre les changements dans le GNA, la thérapie Reiki et l'ANC d'un patient est la première des connaissances des auteurs dans la littérature médicale. Des études futures évaluant les effets de la guérison énergétique sur des marqueurs biologiques spécifiques de la maladie sont prévues. L'utilisation simultanée d'un véritable GNA peut s'avérer corrélée à l'efficacité du traitement énergétique.

Décembre 2011 : Prise en charge de l'arthrose: comparaisons de yoga sur chaise, de Reiki et d'éducation (étude pilote)

Le but de cette étude pilote était de déterminer si le yoga sur chaise et le Reiki affectaient la douleur, l'humeur dépressive et la fonction physique par rapport à un programme éducatif pour les personnes âgées atteintes d'arthrose.

Les résultats ont montré des relations significatives uniquement entre la fonction physique et le yoga sur chaise. Lors des entretiens avec des groupes de discussion, les participants ont exprimé des sentiments d'amélioration de la santé et du bien-être après l'intervention du yoga. La principale limitation de cette étude était la petite taille de l'échantillon.

Octobre 2011 : L'application de Reiki chez les infirmières diagnostiquées avec le syndrome de burn-out a des effets bénéfiques sur la concentration en IgA salivaire et la pression artérielle

Cette étude visait à étudier les effets immédiats de l'immunoglobuline A sécrétée (IgA), de l'activité de l'a-amylase et de la pression artérielle après l'application d'une séance de Reiki chez des infirmières atteintes du syndrome de burn-out. Une étude croisée randomisée, à double insu, contrôlée par placebo, a été réalisée pour comparer les effets immédiats d'une intervention de Reiki par rapport à une intervention de contrôle (intervention factice simulée) chez des infirmières atteintes du syndrome de burn-out.

L'échantillon était composé de dix-huit infirmières (âgées de 34 à 56 ans) atteintes du syndrome de l'épuisement professionnel. Les participants ont été assignés au hasard pour recevoir soit un traitement Reiki, soit un traitement placebo (Reiki sham), selon l'ordre établi, en deux jours différents. L'ANOVA a montré un temps d'interaction significatif x intervention pour la pression artérielle diastolique (F = 4,92, P = 0,04) et la concentration en IgA (F = 4,71, P = 0,04).

Une session de Reiki peut produire une amélioration immédiate et statistiquement significative de la concentration d'IgA et de la pression artérielle diastolique chez les infirmières atteintes du syndrome de burn-out.

Octobre 2011 : Reiki et son voyage dans un milieu hospitalier

Les fournisseurs de soins de santé, en particulier les infirmières professionnelles, manifestent un intérêt croissant pour la promotion d'approches axées sur la cicatrisation dans les soins aux patients et les soins personnels. Les environnements de soins de santé sont des lieux de soins humains et les infirmières holistiques aident à montrer de quelle manière les institutions de soins de santé contemporaines doivent devenir des lieux de guérisons holistiques.

La pratique du Reiki ainsi que d'autres pratiques peuvent aider à la création de ce processus de transformation. L'Abington Memorial Hospital (AMH) d'Abington, en Pennsylvanie, est un établissement de santé désigné par Magnet doté d'un service de médecine intégrative. Le personnel de médecine intégrative d'AMH se concentre sur l'intégration de pratiques holistiques, telles que le Reiki, dans les soins traditionnels aux patients. Les services de Reiki chez AMH ont été lancés il y a environ 10 ans grâce aux efforts d'un praticien- infirmier de Reiki et la vision selon laquelle la guérison est facilitée par le développement de l'esprit, du corps et de l'esprit pour la guérison et l'auto-guérison.

Le programme de Reiki soutenu par les AMH comprend des traitements et des cours de Reiki pour les patients, les prestataires de soins de santé et les membres de la communauté. Ce programme a évolué pour inclure une politique et une compétence annuelle permettant à toute infirmière formée au Reiki et à d'autres employés d'administrer les traitements Reiki au chevet du patient.

Octobre 2011 : Introduction pour « Reiki au centre médical universitaire, Tucson, Arizona, un hôpital magnétique » : Mega R. Mease est interviewée par William Lee Rand

L'utilisation du Reiki suscite un intérêt soutenu chez les consommateurs américains, les prestataires de soins de santé et les praticiens non professionnels. En conséquence, les hôpitaux et autres établissements de soins de santé intègrent le Reiki dans les services de soins aux patients afin de promouvoir des environnements de guérison et de soins.

Des variantes dans les structures de programme hospitalières avec le Reiki sont possibles et peuvent améliorer l'utilisation du Reiki dans les environnements de soins traditionnels.

<u>Octobre 2011 : Effets immédiats du Reiki sur la variabilité de la fréquence cardiaque, les niveaux de cortisol et la température corporelle chez les professionnels de la santé souffrant d'épuisement professionnel</u>

L'épuisement professionnel est une déficience liée à la santé mentale liée au travail et comportant trois dimensions: l'épuisement émotionnel, la dépersonnalisation et la réduction des réalisations personnelles. Le Reiki vise à aider à reconstituer et à rééquilibrer le système énergétique du corps, stimulant ainsi le processus de guérison.

L'objectif de cet essai randomisé, croisé, à double insu et à mesures répétées, contrôlé par placebo, était d'analyser les effets immédiats du Reiki sur la variabilité de la fréquence cardiaque, la température corporelle, le débit salivaire et le taux de cortisol chez syndrome d'épuisement professionnel (BS). Parmi les participants figuraient 21 professionnels de la santé atteints de BS, à qui on avait demandé d'effectuer deux visites au laboratoire avec un intervalle d'une semaine entre les sessions.

On leur a assigné au hasard l'ordre dans lequel ils recevraient une session de Reiki appliquée par un thérapeute expérimenté et un traitement placebo appliqué par un thérapeute ne connaissant pas le Reiki, qui imitait le traitement de Reiki. Enregistrements de température, Holter ECG (écart type de l'intervalle normal à normal

[SDNN], racine carrée de la différence quadratique moyenne des intervalles NN successifs [RMSSD], indice HRV, composante basse fréquence [LF] et composante haute fréquence [HF], le débit salivaire et les taux de cortisol ont été mesurés au départ et après l'intervention par un évaluateur aveugle du groupe d'attribution.

Le SDNN et la température corporelle étaient significativement plus élevés après le traitement par Reiki qu'après le placebo. La FL était significativement plus basse après le traitement de Reiki. La diminution du domaine de la FL était associée à l'augmentation de la température corporelle.

Ces résultats suggèrent que le Reiki a un effet sur le système nerveux parasympathique lorsqu'il est appliqué aux professionnels de la santé atteints de BS.

Les médecines complémentaires et alternatives (CAM) ne sont généralement pas associées à la complexité et à l'intensité des soins critiques. La plupart des thérapies CAM impliquent des techniques lentes et calmantes qui semblent être en contraste direct avec la nature rapide et hautement technique des soins critiques.

Cependant, les patients en soins critiques doivent souvent faire face à la douleur et au stress de leur maladie, exacerbés par le stress de l'environnement de soins critiques. Des recherches complémentaires et liées aux médecines parallèles révèlent que les thérapies complémentaires, telles que le Reiki, soulagent la douleur et l'anxiété, ainsi que les symptômes de stress, tels que l'hypertension artérielle et le pouls.

Les patients et les professionnels de la santé s'intéressent de plus en plus aux thérapies complémentaires et alternatives qui ne reposent pas sur une technologie coûteuse et invasive, et ont une approche holistique. Le Reiki est rentable, non invasif et peut facilement être intégré aux soins des patients. Le but de cet article est d'examiner la science de la thérapie Reiki et d'explorer le Reiki en tant qu'intervention infirmière précieuse.

<u>Été 2011 : Évaluation qualitative de l'impact de
la mise en œuvre de la formation au Reiki dans
une résidence prise en charge pour les
personnes de plus de 50 ans atteintes du VIH /
sida</u>

Les 35 participants ont tous indiqué avoir bénéficié de la participation au Reiki. Les participants ont d'abord pris part à la formation en raison des jetons de métro offerts; cependant, 40 ont poursuivi leur implication malgré un manque de compensation. Lorsqu'on leur a demandé pourquoi ils ont continué, les participants ont rapporté des expériences qui ont changé leur vie, notamment une plus grande capacité à gérer les dépendances, une plus grande capacité à gérer les conseils, la cicatrisation des blessures, l'amélioration du nombre de lymphocytes T et l'amélioration des compétences de la vie quotidienne.

Conclusions : la formation au Reiki peut être mise en œuvre avec succès dans un établissement d'hébergement avec assistance pour personnes atteintes du VIH/sida et de troubles concomitants. Certaines personnes de notre population d'étude ont signalé des domaines d'amélioration et des expériences de changement de vie.

Notre étude n'a pas établi l'efficacité du Reiki, mais nos résultats corroborent l'effet de toute la gestalt consistant à mettre en œuvre un programme lié à la spiritualité et à la guérison, ainsi qu'à l'objectif de mettre en œuvre un essai contrôlé randomisé plus vaste dans ce cadre pour établir l'efficacité du Reiki.

<u>**Mai 2011 : Recherche d'un traitement standard contre un placebo fictif contre un traitement Reiki réel pour améliorer le confort et le bien-être dans un centre de perfusion pour chimiothérapie**</u>

Bien que la thérapie Reiki ait été statistiquement significative pour améliorer le confort et le bien-être des patients après la thérapie, le placebo fictif Reiki était également statistiquement significatif. Les patients du groupe de soins standard n'ont pas connu de changement de confort ou de bien-être au cours de leur séance de perfusion.

Conclusion : les résultats indiquent que la présence d'une infirmière auxiliaire fournissant un soutien individuel pendant la chimiothérapie a eu une influence déterminante sur l'amélioration du niveau de confort et de bien-être, avec ou sans tentative d'énergie de guérison.

Implications pour les soins infirmiers : une tentative des infirmières des cliniques d'assurer une plus grande présence individualisée et un meilleur soutien aux patients lors de la perfusion de chimiothérapie pourrait améliorer le confort et le bien-être des patients.

Mars 2011 : L'effet du Reiki sur le stress au travail de l'infirmière

L'outil « échelle de stress » perçu était utilisé avant le cours de Reiki premier degré et après trois semaines de pratique de l'auto-Reiki.

Résultats : Dix-sept participants ont renvoyé des données de suivi. Les résultats ont indiqué que la pratique du Reiki entraînait plus souvent une réduction du niveau de stress perçu.

Conclusion : les données de cette petite étude pilote soutiennent la formation des infirmières à la pratique du Reiki afin de réduire le stress lié au travail.

<u>**Février 2011 : L'effet du Reiki à distance sur la douleur chez les femmes après une césarienne programmée: un essai contrôlé randomisé à double insu**</u>

Dans cette étude randomisée à double insu, les femmes ayant subi une césarienne non urgente ont été affectées à des soins habituels (contrôle, n = 40) ou à trois séances de Reiki à distance en plus des soins habituels (n = 40). La douleur a été évaluée à l'aide d'une échelle visuelle analogique (EVA). Le critère d'évaluation principal était la zone sous la courbe VAS-Time (AUC) pour les jours 1 à 3. Les mesures secondaires incluaient: la proportion de femmes nécessitant des médicaments opioïdes et la dose consommée, le taux de guérison et les signes vitaux.

Résultats : l'ASC pour la douleur n'était pas significativement différent dans les groupes de Reiki lointain et de contrôle (moyenne ± DS; 212,1 ± 104,7 vs 223,1 ± 117,8; p = 0,96). Il n'y avait pas de différences significatives dans la consommation d'opioïdes ou le taux de guérison; cependant, le groupe de Reiki distant avait une fréquence cardiaque significativement plus basse (74,3 ± 8,1 bpm contre 79,8 ± 7,9 bpm, p = 0,003) et une tension artérielle (106,4 ± 9,7 mmHg contre 111,9 ± 11,0 mmHg, p = 0,02) après la chirurgie.

Conclusion : le Reiki à distance n'a eu aucun effet significatif sur la douleur à la suite d'une césarienne élective.

2011 : Un essai contrôlé randomisé à simple insu de l'efficacité du Reiki sur les bienfaits de l'humeur et du bien-être

Ceci est une réplique constructive d'un essai précédent mené par Bowden et al. (2010), où les étudiants ayant reçu du Reiki ont démontré de meilleurs avantages pour la santé et l'humeur que ceux qui n'en ont pas reçu. L'étude actuelle a examiné l'impact sur l'anxiété et la dépression. 40 étudiants universitaires, dont une moitié souffrant de dépression et/ou d'anxiété élevée et l'autre, de dépression faible et/ou d'anxiété, ont été assignés au hasard à un traitement de Reiki ou à un groupe témoin non Reiki.

Les participants ont assisté à six séances de 30 minutes réparties sur une période de deux à huit semaines au cours desquelles ils ne savaient pas si le Reiki sans contact était administré, leur attention étant absorbée par une relaxation guidée. L'efficacité de l'intervention a été évaluée avant et après l'intervention et au suivi de cinq semaines au moyen de mesures autodéclarées de l'humeur, des symptômes de la maladie et du sommeil.

Les participants anxieux et/ou dépressifs ayant reçu du Reiki ont présenté une amélioration progressive de leur humeur générale, nettement meilleure après un suivi de cinq semaines, alors qu'aucun changement n'a été observé chez les témoins.

Bien que le groupe Reiki n'ait pas démontré la réduction comparativement plus importante des symptômes de la maladie constatée dans notre étude précédente, les résultats des deux études suggèrent que le Reiki peut être bénéfique pour l'humeur.

Octobre 2010 : Le processus Touchstone: une évaluation critique continue du Reiki dans la littérature scientifique

Les résumés de 26 articles sur le Reiki, y compris les forces et les faiblesses, ont été publiés sur un site Web récemment développé, ainsi qu'un résumé général de l'état de la recherche sur le Reiki et des lignes directrices pour les recherches futures: le processus Touchstone a déterminé que Douze articles étaient basés sur une conception expérimentale robuste et utilisaient des paramètres de résultats bien établis.

Deux de ces articles ne fournissaient aucun soutien, cinq apportaient un soutien et cinq constituaient des preuves solides de l'utilisation du Reiki en tant que modalité de guérison.

Conclusion : il est nécessaire de poursuivre des études de haute qualité dans ce domaine.

<u>**Septembre 2010 : Effets du Reiki sur l'activité autonome peu après le syndrome coronarien aigu**</u>

Chez les patients hospitalisés après un SCA, le Reiki a augmenté le VFC HF et amélioré l'état émotionnel. Des études complémentaires sont nécessaires pour évaluer si le traitement par Reiki peut représenter une approche non pharmacologique à long terme pour améliorer le VRC et le pronostic après un SCA.

Août 2010 : Cellules de Merkel multifonctionnelles: leurs rôles dans la réception électromagnétique, la formation d'empreintes digitales, le Reiki, l'héritage épigénétique et la forme des cheveux

Les cellules de Merkel se trouvent dans la peau glabre et velue et dans certaines muqueuses. Ils se caractérisent par des granules sécrétoires à noyau dense et des filaments cytosquelettiques. Ils sont attachés aux kératinocytes voisins par des desmosomes et contiennent des mélanosomes similaires aux kératinocytes. Ce sont des cellules excitables en contact étroit avec les terminaisons nerveuses sensorielles, mais leur fonction n'est toujours pas claire.

Dans cette revue, les rôles suivants sont attribués pour la première fois aux cellules de Merkel: (1) Des mélanosomes dans les cellules de Merkel pourraient être impliqués dans la magnétoréception des mammifères. Dans ce modèle, le mélanosome, en tant que magnétite biologique, est relié par des filaments cytosquelettiques à des canaux ioniques déclenchés mécaniquement, noyés dans la membrane cellulaire de Merkel.

Le mouvement du mélanosome avec le champ électromagnétique changeant peut ouvrir des canaux ioniques produisant directement un potentiel de récepteur qui peut être transmis au cerveau via des neurones sensoriels. (2) Les cellules de Merkel peuvent être impliquées dans la formation des empreintes digitales: les cellules de Merkel de la peau glabre sont situées à la base des crêtes épidermiques dont le type définit le motif des empreintes digitales. La formation d'empreintes digitales commence à la 10e semaine de grossesse après l'arrivée des cellules de Merkel. La prolifération des kératinocytes et le processus de flambage observé dans la couche basale de l'épiderme, ce qui entraîne la formation de crêtes épidermiques, peuvent être contrôlés et formés par les cellules de Merkel. (3) La connexion entre les cellules cerveau-Merkel est bidirectionnelle et les cellules Merkel non seulement absorbent, mais émettent également les fréquences électromagnétiques.

Par conséquent, des aspects efférents des terminaisons nerveuses de Merkel palmaires et plantaires peuvent constituer la base des modalités du champ biologique telles que le Reiki, le toucher thérapeutique et la télékinésie. (4) Les variations géographiques adaptatives, telles que la couleur de la peau, la morphologie craniofaciale et la forme des cheveux, résultent des interactions entre les facteurs environnementaux et le système de transmission épigénétique.

Alors que les facteurs environnementaux produisent des modifications dans le corps, ils induisent simultanément des modifications épigénétiques dans les ovocytes et, de cette manière, des modifications adaptatives peuvent être transmises aux générations suivantes. Les cellules de Merkel sont des cellules multisensorielles pouvant recevoir presque tous les stimuli environnementaux, y compris les rayonnements électromagnétiques et ultraviolets, la température, l'humidité et le type d'aliment.

Elles semblent transférer l'information environnementale aux ovocytes en agissant sur les récepteurs nucléaires des ovocytes. (5) La forme des cheveux est classée comme droite, ondulée et en spirale.

Les cellules de Merkel trouvées au niveau du renflement des follicules pileux peuvent déterminer la forme du cheveu avec leurs différentes sécrétions de paracrine liées au cycle pilaire, produisant des variations entre les populations.

En conclusion, les cellules de Merkel sont des cellules multifonctionnelles susceptibles de combler le fossé entre la médecine orthodoxe et les médecines complémentaires telles que l'acupuncture et le Reiki.

<u>Juillet 2010 : Effets du Reiki sur l'anxiété, la dépression, la douleur et les facteurs physiologiques chez les personnes âgées vivant en communauté</u>

Le but de cette étude était d'évaluer l'effet du Reiki en tant qu'approche alternative et complémentaire dans le traitement des personnes âgées résidant dans la communauté qui souffrent de douleur, de dépression et/ou d'anxiété. Les participants (N=20) ont été assignés au hasard à un groupe témoin expérimental ou à un groupe témoin. Les mesures avant et après le test comprenaient l'échelle d'anxiété de Hamilton, l'échelle de dépression gériatrique - forme courte, l'échelle de douleur de la face, le rythme cardiaque et la pression artérielle.

La conception de la recherche comprenait une composante expérimentale pour examiner les modifications de ces mesures et une composante descriptive (entretien semi-structuré) pour obtenir des informations sur l'expérience des traitements de Reiki.

Des différences significatives ont été observées entre les groupes expérimental et de traitement sur les mesures de la douleur, de la dépression et de l'anxiété; aucun changement de la fréquence cardiaque et de la pression artérielle n'a été noté.

L'analyse du contenu des notes de traitement et des entretiens a révélé cinq grandes catégories de réponses: relaxation, une amélioration des symptômes physiques, de l'humeur et du bien-être. La curiosité et le désir d'apprendre plus, les soins auto-administrés améliorés, ainsi que des réponses sensorielles et cognitives au Reiki.

Cette étude pilote a examiné l'utilisation du Reiki avant la coloscopie afin de réduire l'anxiété et de minimiser les médicaments intraprocédés par rapport aux soins habituels. Un schéma prospectif des préférences des patients, en partie randomisé et non aveugle, a été utilisé en utilisant 21 sujets subissant une coloscopie pour la première fois. Les symptômes d'anxiété et de douleur ont été évalués à l'aide d'une échelle de type Likert.

Les différences entre les groupes ont été évaluées à l'aide d'analyses du khi-deux et d'une analyse de variance. Il n'y avait pas de différences entre les groupes contrôle (n = 10) et expérimental (n = 11) en fonction de l'âge (moyenne = 58 ans, ET = 8,5) et du sexe (53% de femmes). Le groupe expérimental avait des scores plus élevés d'anxiété (4,5 contre 2,6, p = 0,03) et de douleur (0,8 contre 0,2, p = 0,42) avant la coloscopie.

L'intervention du Reiki a réduit la fréquence cardiaque moyenne (-9 battements / minute), la pression artérielle systolique (-10 mmHg), la pression artérielle diastolique (-4 mmHg) et les respirations (-3 respirations / minute). Il n'y avait pas de différences entre les groupes quant à l'utilisation de médicaments intraprocédés ou aux mesures physiologiques postprocédures.

Bien que les patients du groupe expérimental aient présenté plus de symptômes, ils n'ont pas eu besoin de médicaments supplémentaires contre la douleur pendant la procédure, ce qui suggère que (1) les personnes anxieuses pourraient bénéficier d'un traitement d'appoint; (2) l'anxiété et la douleur sont réduites par le traitement Reiki chez les patients subissant une coloscopie, et (3) un traitement supplémentaire contre la douleur intra-procédure peut ne pas être nécessaire pour les patients soumis à une coloscopie et traités par Reiki. Cette étude pilote a fourni des informations importantes en préparation d'un essai clinique contrôlé, randomisé et rigoureux.

<u>**Janvier 2010 : Un essai contrôlé à simple insu et randomisé des effets du Reiki et de l'imagerie positive sur le bien-être et le cortisol salivaire**</u>

L'étude visait à déterminer si les participants recevant le Reiki montreraient de meilleurs avantages pour la santé et le bien-être qu'un groupe ne recevant pas de Reiki. Une méthode pour aveugler les participants vis-à-vis du Reiki a également été testée. Elle consistait à donner à 35 étudiants sains de la psychologie en bonne santé, un groupe de Reiki sans contact ou avec réassignation aléatoire, l'attention étant absorbée par l'une des trois tâches impliquant l'auto-hypnose et la relaxation.

Les participants ont assisté à dix séances d'intervention de 20 minutes sur une période de deux semaines et demie à douze semaines. Le Reiki était dirigé par l'expérimentateur qui était assis derrière les participants alors qu'ils étaient absorbés par les tâches. Les mesures auto-déclarées des symptômes de la maladie, de l'humeur et du sommeil ont été évaluées avant l'intervention, de même que le cortisol salivaire. Alors que le groupe Reiki avait tendance à réduire les symptômes de la maladie, une augmentation substantielle a été observée chez les non-Reiki.

Le groupe Reiki présentait également une réduction comparative presque significative du stress, bien que ses symptômes de maladie et ses scores de stress soient nettement plus élevés.

L'aveuglement au Reiki a été un succès, et les groupes ne différaient pas statistiquement dans leurs croyances concernant l'appartenance à un groupe.

Les résultats suggèrent que le Reiki a amorti le déclin important de la santé au cours de l'année scolaire observée dans le groupe « pas de Reiki ».

2010 : Se reconnecter aux soins infirmiers par le Reiki

Le Reiki et d'autres modalités relatives à l'énergie font partie du champ d'application des normes en matière de soins infirmiers dans de nombreux États et pourraient résoudre les problèmes de stress, de fatigue par compassion et d'épuisement professionnel. Les infirmières sont de plus en plus vulnérables à ces conditions; Le Reiki pourrait les aider à se guérir et à aider les autres.

<u>Novembre 2009 : Une revue systématique des effets thérapeutiques du Reiki</u>

Les critères Consort modifiés indiquaient que les 12 essais répondant aux critères d'inclusion manquaient dans au moins un des trois domaines clés de randomisation, de mise en aveugle et de responsabilisation de tous les patients, ce qui indique une qualité médiocre des rapports.

Neuf (9) des 12 essais ont mis en évidence un effet thérapeutique significatif de l'intervention de Reiki. Cependant, en utilisant le score de qualité Jadad, 11 des 12 études ont été classées «médiocres».

Conclusion : les sérieuses limitations méthodologiques et de rapport des études limitées existantes sur le Reiki empêchent une conclusion définitive quant à son efficacité. Des essais contrôlés randomisés de haute qualité sont nécessaires pour évaluer l'efficacité du Reiki par rapport au placebo.

Juillet 2009 : Reiki et changements dans les manifestations du modèle

Les objectifs de cette étude de recherche qualitative étaient de décrire les changements dans les manifestations de modèle que les individus ont rencontrés lors de l'administration de Reiki, et de présenter la compréhension théorique de ces changements. La méthode de recherche de portrait de modèle de champ unitaire a été utilisée car elle était cohérente sur les plans ontologique, épistémologique et méthodologique avec la science des êtres humains unitaires.

On a constaté que le Reiki était associé à des changements de conscience allant de la dissonance et de la turbulence à l'harmonie et au bien-être en aidant les individus à participer en connaissance de cause à l'actualisation de leurs propres capacités de guérison. On a constaté que le Reiki était une modalité de soins infirmiers volontaire et mutuellement adaptée.

<u>Juin 2009 : Expérience vécue du Reiki par les infirmières pour se soigner soi-même</u>

Le but de cette étude phénoménologique était d'explorer l'expérience vécue par des infirmières qui pratiquent le Reiki pour leurs soins personnels. Des entretiens en personne ont été menés avec 11 infirmières répondant à des critères d'étude spécifiques, à l'aide de questions ouvertes pour examiner l'expérience d'infirmières praticiennes de Reiki, comprendre leur perception de l'utilisation du Reiki dans l'auto-traitement et en apprécier le sens pour eux. . La méthode Colaizzi a été utilisée dans l'analyse de données et des audits indépendants de piste de décision ont été réalisés pour promouvoir la rigueur des études et la fiabilité des résultats.

Des catégories thématiques et des groupes thématiques majeurs et mineurs sont apparus autour des thèmes de la gestion quotidienne du stress, de l'auto-guérison, de la spiritualité et de l'interdépendance de soi, des autres et au-delà. Les implications des résultats de l'étude pour la pratique infirmière et la formation infirmière sont discutées. Les applications potentielles des résultats d'études à la théorie des soins transpersonnels de Jean Watson située dans un cadre scientifique bienveillant sont explorées et des recommandations pour des recherches futures sont proposées.

Novembre 2008 : Reiki pour le traitement de la fibromyalgie: un essai contrôlé randomisé

Ni le Reiki ni le toucher n'ont eu d'effet sur la douleur ou aucun des résultats secondaires. Toutes les mesures de résultats étaient presque identiques parmi les 4 groupes de traitement au cours de l'essai.

Conclusion : ni le Reiki ni le toucher n'ont amélioré les symptômes de la fibromyalgie. Les modalités de médecine énergétique telles que le Reiki doivent être rigoureusement étudiées avant d'être recommandées aux patients présentant des symptômes de douleur chronique.

Les infirmières en oncologie et leurs patients sont souvent à la pointe des nouvelles thérapies et des interventions qui favorisent l'adaptation, la santé et la guérison. Le Reiki est une pratique qui est demandée de plus en plus fréquemment, qui est facile à apprendre, ne nécessite pas de matériel coûteux et qui, lors de recherches préliminaires, suscite une réaction de relaxation et aide les patients à se sentir plus en paix et à ressentir moins de douleur.

Ceux qui pratiquent le Reiki rapportent que cela les aide à prendre soin de eux-mêmes et à mener une vie saine. Cet article décrira le processus de Reiki, passera en revue la littérature actuelle, présentera des vignettes des réponses des patients à l'intervention et fera des recommandations pour de futures études.

Les recherches ont permis d'identifier 205 études potentiellement pertinentes. Neuf essais cliniques randomisés (ECR) répondaient à nos critères d'inclusion. Deux ECR ont suggéré les effets bénéfiques du Reiki par rapport au contrôle fictif sur la dépression, tandis qu'un ECR n'a pas signalé de différences entre les groupes. Pour la douleur et l'anxiété, un ECR a montré des différences entre les groupes par rapport au témoin factice.

Pour le stress et le désespoir, un autre ECR a rapporté les effets du Reiki et du Reiki à distance par rapport au contrôle simulé à distance. Pour le rétablissement fonctionnel après un AVC ischémique, il n'y avait pas de différence entre les groupes par rapport à un simulacre. Il n'y avait pas non plus de différence d'anxiété entre les groupes de femmes enceintes amniocentiques. Pour la neuropathie diabétique, le Reiki n'a eu aucun effet sur la douleur. Un autre ECR n'a pas montré les effets du reiki sur l'anxiété et la dépression chez les femmes subissant une biopsie du sein par rapport aux soins classiques.

Au total, les données d'essai pour une condition sont rares et des réplications indépendantes ne sont pas disponibles pour chaque condition. La plupart des essais présentaient des faiblesses méthodologiques telles que la petite taille de l'échantillon, un plan d'étude inadéquat et des rapports médiocres.

Conclusion : les preuves sont insuffisantes pour suggérer que le Reiki est un traitement efficace pour toute condition. Par conséquent, la valeur du Reiki reste non prouvée.

Mai 2008 : Le Reiki améliore l'homéostasie de la fréquence cardiaque chez le rat de laboratoire

Le Reiki, mais pas le Reiki factice, a considérablement réduit les ressources humaines par rapport aux valeurs initiales. Avec le Reiki, il existait une forte corrélation entre le changement des ressources humaines et les ressources humaines initiales, suggérant un effet homéostatique. Le Reiki, mais pas le Reiki factice, a considérablement réduit l'augmentation de la FC produite par l'exposition des rats à un bruit élevé. Ni le Reiki ni le simulacre de Reiki n'ont eu d'effet significatif sur la pression artérielle.

Conclusion : le Reiki est efficace pour moduler la FC chez les rats stressés et non stressés, soutenant ainsi son utilisation en tant que réducteur de stress chez l'homme.

L'analyse n'a révélé aucune différence moyenne significative entre les groupes au fil du temps. Les niveaux d'anxiété de base comparativement bas (biais de sélection possible) ont naturellement diminué avec le temps, laissant peu de place à l'observation des effets du traitement.

Conclusion : le Reiki, lorsqu'il a été administré dans le cadre naturaliste d'un bureau de thérapie complémentaire, n'a pas suggéré de preuve d'efficacité. Une intervention offerte dans les limites du cadre de soins conventionnel peut être plus faisable pour traiter la détresse de la biopsie.

<u>Octobre 2007 : Efficacité des séances de tai chi, de yoga, de méditation et de guérison Reiki dans la promotion de la santé et l'amélioration des capacités de résolution du problème des infirmières autorisées</u>

Compte tenu de la nécessité actuelle de retenir des infirmières qualifiées, un programme d'auto-soins comprenant des cours de yoga, de tai-chi, de méditation et de séances de guérison au Reiki a été conçu pour un hôpital universitaire. L'efficacité de ces interventions a été évaluée à l'aide de revues d'autosoins et analysée selon une approche phénoménologique.

Les résultats des classes d'auto-soins décrits par les infirmières comprenaient: (a) des sensations de détente, des picotements et des picotements qui se détendaient; sur les besoins du patient. Les hôpitaux disposés à investir dans des options de soins personnels pour les infirmières peuvent anticiper les avantages pour les patients et le travail.

<u>Août 2007 : Une revue intégrative de la recherche en thérapie tactile Reiki</u>

La thérapie tactile Reiki est une thérapie énergétique biofield complémentaire qui implique l'utilisation des mains pour renforcer la capacité de guérison du corps. Le personnel infirmier est de plus en plus intéressé par l'utilisation du Reiki dans les soins des patients et comme traitement personnel, avec toutefois peu de recherches empiriques et de données probantes à l'appui de ces pratiques.

Le but de cette revue intégrative est de commencer le processus systématique d'évaluation des résultats des recherches publiées sur le Reiki. Une sélection d'investigations utilisant le Reiki pour des effets sur le stress, la relaxation, la dépression, la douleur et la gestion de la cicatrisation, entre autres, est passée en revue et résumée.

Un résumé du tableau des études de Reiki illustre les descriptions d'étude et les protocoles de traitement de Reiki spécifiés dans les enquêtes. La synthèse des résultats pour la pratique clinique et les implications pour les recherches futures sont explorées.

La fatigue est un effet secondaire extrêmement fréquent observé lors du traitement et de la guérison du cancer. Des recherches limitées ont porté sur les stratégies issues de la médecine complémentaire et alternative pour réduire la fatigue liée au cancer. Cette recherche a examiné les effets du Reiki, un type de thérapie tactile d'énergie, sur la fatigue, la douleur, l'anxiété et la qualité de vie en général.

Cette étude était un essai croisé contrebalancé de 2 conditions: (1) dans une condition de Reiki, les participants recevaient du Reiki pendant 5 sessions quotidiennes consécutives, suivies d'une période de surveillance du traitement sans traitement d'une semaine, puis de 2 sessions de Reiki supplémentaires et enfin de 2 semaines sans traitement, et (2) au repos, les participants se reposaient environ 1 heure par jour pendant 5 jours consécutifs, suivis d'une période de surveillance d'une semaine sans arrêt programmé et d'une semaine supplémentaire sans traitement.

Dans les deux cas, les participants ont rempli des questionnaires portant sur la fatigue liée au cancer (évaluation fonctionnelle de la fatigue liée au traitement par cancérothérapie [FACT-F]) et sur la qualité de vie en général (évaluation fonctionnelle de la thérapie anticancéreuse, version générale [FACT-G]) avant et après tout. Reiki ou séances de repos. Ils ont également complété une échelle visuelle analogique (Système d'évaluation des symptômes d'Edmonton [ESAS]) évaluant la fatigue, la douleur et l'anxiété quotidiennes avant et après chaque session de Reiki ou de repos. Seize patients (13 femmes) ont participé à l'essai: 8 ont été randomisés pour chaque ordre de pathologies (Reiki puis repos; repos puis Reiki).

Ils ont été dépistés pour la fatigue sur le critère de fatigue ESAS, et ceux obtenant un score supérieur à 3 sur une échelle de 0 à 10 étaient éligibles pour l'étude. On leur a diagnostiqué divers types de cancer, le plus souvent un cancer colorectal (62,5%), et leur âge médian était de 59 ans. La fatigue sur le FACT-F a diminué dans les conditions de Reiki (P = 0,05) au cours des 7 traitements.

De plus, les participants en condition de Reiki ont connu une amélioration significative de la qualité de vie (FACT-G) par rapport à ceux en condition de repos (P <0,05). Lors des évaluations quotidiennes (ESAS) du Reiki, les scores de la pré-session 1 à la post-session 5 indiquaient une diminution significative de la fatigue (P <0,001), de la douleur (P <0,005) et de l'anxiété (P <0,01), qui n'a pas été observée. à l'état de repos.

Les recherches futures devraient approfondir l'impact du Reiki en utilisant des conceptions plus contrôlées qui incluent une condition de Reiki factice et des échantillons de plus grande taille.

Décembre 2006 : L'effet du Reiki sur la douleur et l'anxiété chez les femmes atteintes d'hystérectomie abdominale: une étude pilote quasi expérimentale

Le but de cette étude pilote était de comparer les rapports de douleur et les niveaux d'anxiété de l'état chez 2 groupes de femmes après une hystérectomie abdominale. Un modèle quasi expérimental a été utilisé dans lequel le groupe expérimental (n = 10) recevait des soins infirmiers traditionnels ainsi que trois séances de Reiki de 30 minutes, tandis que le groupe témoin (n = 12) recevait des soins infirmiers traditionnels.

Les résultats ont indiqué que le groupe expérimental a signalé moins de douleur et demandé moins d'analgésiques que le groupe témoin. En outre, le groupe expérimental a signalé moins d'anxiété d'état que le groupe témoin à la sortie 72 heures après l'opération.

Les auteurs recommandent de reproduire cette étude avec une population similaire, telle que les femmes nécessitant des accouchements par césarienne sans urgence.

Novembre 2006 : Utiliser le Reiki pour diminuer les problèmes de mémoire et de comportement dans les troubles cognitifs légers et la maladie d'Alzheimer légère

Les résultats ont indiqué des augmentations statistiquement significatives du fonctionnement mental (comme le montre l'amélioration des scores de l'AMMSE) et des problèmes de mémoire et de comportement (tels que mesurés par le RMBPC) après le traitement par Reiki. Cette recherche s'ajoute à une base de données très rare tirée d'études empiriques sur les résultats du Reiki.

Conclusion : les résultats indiquent que les traitements de Reiki sont prometteurs pour améliorer certains problèmes de comportement et de mémoire chez les patients présentant un déficit cognitif léger ou une maladie d'Alzheimer légère. Les soignants peuvent administrer le Reiki à un coût minime, voire nul, ce qui entraîne une valeur sociétale importante en réduisant potentiellement les besoins en médicaments et en hospitalisation.

<u>**Avril 2006 : Une étude pilote: le Reiki pour l'auto-prise en charge des infirmières et des prestataires de soins de santé**</u>

Le but de cette étude était de déterminer si la thérapie énergétique Reiki, niveau I, était enseignée comme une pratique de soins personnels aux prestataires de soins de santé, si leurs perceptions de soins changeraient-elles?

Une technique de triangulation méthodologique, comprenant une échelle de soins auto-rapportée et des entretiens, a été utilisée, démontrant des changements positifs dans les perceptions des comportements de soins des participants.

<u>Février 2006 : L'interaction personnelle avec un praticien de Reiki diminue les dommages microvasculaires induits par le bruit chez un modèle animal</u>

Dans les trois expériences, le Reiki est réduit de manière significative par rapport aux autres groupes de bruit (p <0,01).

Conclusion : l'application de Reiki réduit considérablement les suites microvasculaires induites par le bruit dans un modèle animal. Ce sont des effets relaxants du praticien de Reiki. Cette procédure pourrait être utile pour minimiser les effets du stress sur les animaux de recherche et les patients hospitalisés.

<u>**Février 2006 : Effet in vitro du traitement Reiki sur les cultures bactériennes: rôle du contexte expérimental et du bien-être du praticien**</u>

Aucune différence globale n'a été trouvée entre le Reiki et les plaques de contrôle dans le contexte non curatif. Dans le contexte de la guérison, les cultures traitées au Reiki ont globalement présenté significativement plus de bactéries que les témoins (p <0,05). Le bien-être social et social (p <0,013) des praticiens (p <0,021) était en corrélation avec les résultats du traitement de Reiki sur des cultures bactériennes dans un contexte non curatif. Le bien-être social (p <0,031), physique (p <0,030) et émotionnel (p <0,026) du praticien est en corrélation avec les résultats du traitement de Reiki sur les cultures bactériennes dans le contexte de la guérison.

Pour les praticiens débutant avec une perte de bien-être, les comptes de contrôle étaient probablement plus élevés que les comptes de bactéries traitées au Reiki. Pour les praticiens débutant avec un niveau de bien-être supérieur, le nombre de Reiki était probablement supérieur au nombre de contrôles.

Conclusion : le Reiki a amélioré la croissance de cultures bactériennes sous choc thermique dans un contexte de guérison. Le niveau initial de bien-être des praticiens de Reiki est en corrélation avec les résultats du Reiki sur la croissance de la culture bactérienne et est la clé des résultats obtenus.

<u>Mai 2005 : L'utilisation croissante du Reiki en tant que thérapie complémentaire dans les soins palliatifs spécialisés</u>

La médecine palliative et les thérapies complémentaires (CT) se sont développées au sein du NHS en tant que philosophies parallèles des soins. En conséquence, l'intégration et l'utilisation des TDM, en tant que thérapies complémentaires au traitement médical conventionnel, ont augmenté au cours de la dernière décennie.

Les avantages documentés de la relaxation, de la diminution de la perception de la douleur, de l'anxiété et de l'amélioration du sentiment de bien-être permettent une meilleure qualité de vie lorsque le traitement curatif n'est plus une option. Le Reiki est un ajout plus récent à la gamme de CT disponibles pour les patients atteints de cancer. En tant qu'intervention de guérison énergétique, elle a gagné en popularité en tant qu'approche non invasive et non pharmacologique.

Des preuves anecdotiques suggèrent que l'effet de relaxation profonde a un impact positif sur le soulagement de l'anxiété, du stress et de la perception de la douleur et favorise un sentiment de bien-être lié en particulier à la nature du bien-être psychospirituel.

Cependant, il existe très peu de preuves pour soutenir son application dans la pratique clinique, et aucune dans le domaine spécifique des soins palliatifs spécialisés (CPS). Cet article examinera la position du Reiki en tant que nouvelle CT au sein de la CPS. La fonction du mouvement des hospices, le rôle des tomodensitomètres ainsi qu'une compréhension de la guérison par l'énergie seront également explorés. Dans ce contexte, la montée en popularité du Reiki et ses avantages potentiels pour les patients SPS seront discutés. Ces considérations constitueront ensuite la base de la justification de recherches futures dans la SPS.

<u>2005 : Reiki - L'art de guérir japonais et sa position dans les schémas de la thérapeutique holistique en Pologne</u>

Le Reiki est une pratique de guérison pratiquée au Japon au milieu du XIème siècle. La philosophie de cet art de guérir suppose que la santé humaine dépend du niveau et du flux harmonieux de l'énergie vitale, appelée "ki". Par conséquent, l'objectif principal de cette pratique est d'éliminer tous les blocages énergétiques dans le corps de l'individu.

En raison de ce processus naturel, de l'avis des praticiens, la capacité de guérison de l'homme par transfert du ki est restaurée. Certaines étapes d'initiations augmentent les compétences des praticiens. Dans la culture euroaméricaine contemporaine, le Reiki a commencé à se développer depuis le début des années 1970. En se développant à cette époque, la philosophie New Age a favorisé son adaptation dans notre société. En Pologne, cette méthode est apparue à la fin des années 1980 et est encore peu connue en tant que culture.

La recherche de l'auteur, menée auprès des praticiens d'Olsztyn et de Poznań, visait à élargir les connaissances sur la méthode et les personnes qui y participent. Les résultats montrent que le Reiki est l'une des pratiques du traitement holistique, mais il a aussi son caractère unique. Par exemple, il assume le rôle particulier de guérisseur, qui guide son patient, l'aidant à se comprendre et à se guérir. Selon les praticiens, le Reiki est la voie du développement global, identifié à la dérive vers la santé globale.

Décembre 2004 : Changements du système nerveux autonome pendant le traitement de Reiki: une étude préliminaire

La fréquence cardiaque et la tension artérielle diastolique ont diminué de manière significative dans le groupe Reiki par rapport aux groupes placebo et témoin.

Conclusion : L'étude indique que le Reiki a certains effets sur le système nerveux autonome. Cependant, il s'agissait d'une étude pilote avec relativement peu de sujets et les changements étaient relativement minimes. Les résultats justifient d'autres études plus vastes portant sur les effets biologiques du traitement Reiki.

<u>**Novembre 2004 : Tai chi, qi gong et Reiki**</u>

Le tai chi, le qi gong et le Reiki sont des thérapies complémentaires qui gagnent en popularité auprès des patients. Bien que ces thérapies semblent simples et attrayantes dans leur philosophie et soient faciles à appliquer, des recherches plus objectives et bien conçues sont nécessaires pour prouver leur efficacité et pour être acceptées par la communauté médicale.

Juin 2004 : Effets à long terme de la guérison énergétique sur les symptômes de dépression psychologique et de stress auto-perçu

Les effets à long terme de la guérison énergétique ont été examinés dans le cadre d'un plan expérimental utilisant une MANOVA factorielle 3 x 3 sur les symptômes de dépression psychologique et de stress auto-perçu, mesuré à l'aide des échelles de Beck Depression Inventory, Beck Hopelessness et Stress Perçu.

Quarante-six participants ont été assignés au hasard à l'un des trois groupes suivants: Reiki pratique, Reiki distant ou placebo Reiki distant, et sont restés aveugles aux conditions de traitement. Chaque participant a reçu un traitement d'une heure à une heure et demie chaque semaine pendant six semaines. Les données de pré-test recueillies avant le traitement ne démontrent aucune différence significative préexistante entre les groupes.

À la fin du traitement, il y avait une réduction significative des symptômes de détresse psychologique dans les groupes de traitement par rapport aux témoins (P <0,05; Eta carré allant de 0,09 à 0,18), et ces différences persistaient 1 an plus tard.

<u>**Novembre 2003 : Un essai de phase II du Reiki pour le traitement de la douleur chez les patients atteints d'un cancer avancé**</u>

Cet essai a comparé la douleur, la qualité de vie et l'utilisation d'analgésiques chez un échantillon de patients atteints de cancer (n=24) ayant reçu soit une prise en charge standard d'opioïdes plus repos (bras A), soit une prise en charge standard d'opioïdes plus Reiki (bras B).

Les participants se sont reposés pendant 1,5 heure les jours 1 et 4 ou ont reçu deux traitements de Reiki (jours 1 et 4) une heure après leur première dose analgésique de l'après-midi. Des évaluations de la douleur, de la pression artérielle, de la fréquence cardiaque et des respirations à l'échelle analogique visuelle (EVA) ont été obtenues avant et après chaque période de traitement / repos. L'utilisation d'analgésique et les scores de douleur VAS ont été rapportés pendant 7 jours.

La qualité de vie a été évaluée les jours 1 et 7. Les participants au groupe B ont eu une amélioration du contrôle de la douleur les jours 1 et 4 après le traitement par rapport au groupe A et une qualité de vie améliorée, mais aucune réduction globale de la consommation d'opioïdes. Des recherches futures détermineront dans quelle mesure les avantages attribués au Reiki dans cette étude pourraient être dus au toucher.

Août 2003 : Thérapie Reiki: les avantages pour une infirmière / praticienne de Reiki

Cette étude évalue la manière dont les infirmières ayant administré le traitement Reiki ont perçu le bénéfice de cette thérapie sur leurs clients et sur elles-mêmes en tant que prestataires de la thérapie. En complément, l'objectif de l'étude était d'améliorer la compréhension et la crédibilité des infirmières / praticiennes de Reiki.

<u>Eté 2003 : Reiki : une thérapie de soutien à la pratique infirmière et à l'auto-prise en charge des infirmières</u>

Le Reiki est une modalité de guérison complémentaire basée sur l'énergie. Il a des racines anciennes, mais convient particulièrement à la pratique infirmière moderne. L'entraînement au Reiki offre une technique précise pour puiser dans l'énergie de guérison, ou ki, et la transmettre par le toucher.

Les traitements de Reiki équilibrent en douceur et fournissent une énergie qui favorise le bien-être du destinataire de manière holistique et individualiste. La relaxation, le soulagement de la douleur, la guérison physique, la réduction de la détresse émotionnelle et une prise de conscience accrue du lien spirituel font partie des avantages attribués au Reiki dans les anecdotes, les études de cas et les recherches exploratoires, comme résumé dans cette revue de littérature.

Le Reiki est facilement adaptable à la pratique infirmière dans une variété de contextes et peut apporter un soutien aux praticiens du Reiki eux-mêmes, tout en profitant à ceux qu'ils traitent avec le Reiki.

Juin 2003 : Changements dans la voie des isoprénoïdes avec la méditation transcendantale et les pratiques de guérison du Reiki dans les troubles épileptiques

Un modèle perceptif quantique de la fonction cérébrale a été postulé par plusieurs groupes. Des pratiques de guérison de type Reiki dans le trouble convulsif (classification ILAE-II, crises tonico-cloniques généralisées), impliquant le transfert de la force de vie ou d'un faible niveau de force électromagnétique (CEM) du guérisseur au patient receveur, peuvent agir via des mécanismes de perception quantiques.

La synthèse accrue d'une digoxine inhibitrice de la Na + -K + ATPase à membrane endogène et d'un défaut de transport associé à la tyrosine / tryptophane a été démontrée dans le trouble convulsif réfractaire (classification ILAE-II - crises généralisées-toniques toniques). Les pratiques de guérison de type Reiki dans l'épilepsie réfractaire entraînent une réduction de la fréquence des crises.

Les pratiques de guérison de type Reiki produisent une stabilisation de la membrane et une stimulation de l'activité de la Na + -K + ATPase sur la membrane par la perception quantique de faibles niveaux de CEM. L'hypermagnésémie intracellulaire qui en résulte inhibe l'activité de la HMG CoA réductase et la synthèse de la digoxine, ce qui entraîne l'altération du défaut de transport des acides aminés neutres (tryptophane / tyrosine).

Un modèle hypothalamique de perception de la fonction cérébrale médiée par la digoxine est proposé. Les phénomènes de transmutation biologique et d'hypermagnésémie résultante se produisant dans l'état quantique neuronal résultant sont également discutés.

Avril 2003 : Reiki - examen de l'histoire, de la théorie, de la pratique et de la recherche en matière de thérapie par champs biologique

Le Reiki est une thérapie vibratoire, ou énergie subtile, le plus souvent facilitée par un toucher léger, qui est censé équilibrer le champ biologique et renforcer la capacité du corps à se guérir. Bien que l'étude systématique de l'efficacité soit encore limitée, le Reiki est de plus en plus utilisé en complément des soins médicaux conventionnels, à la fois en milieu hospitalier et à l'extérieur.

Cet article décrira la pratique et passera en revue l'histoire et la théorie du Reiki, en donnant aux lecteurs un contexte pour la popularité croissante de cette modalité de guérison. Les programmes qui incorporent le Reiki dans le contexte clinique seront discutés, ainsi que des considérations importantes pour la mise en place d'un tel programme.

Enfin, la littérature de recherche sur le Reiki à ce jour sera examinée et évaluée, et des orientations pour les recherches futures sur le Reiki seront suggérées.

<u>Décembre 2002 : Effet des traitements de Reiki sur la récupération fonctionnelle chez les patients en réadaptation post-AVC: une étude pilote</u>

Aucun effet du Reiki n'a été trouvé sur la FIM ou la CES-D, bien que des effets typiques dus à l'âge, au sexe et au temps passé en rééducation aient été détectés. Les praticiens aveugles (simulacres ou Reiki) étaient incapables de déterminer dans quelle catégorie ils se trouvaient.

Les praticiens simulacres de Reiki ont signalé une plus grande fréquence de sensation de chaleur dans les mains par rapport aux praticiens de Reiki. Il n'y avait aucune différence signalée entre le simulacre et les vrais praticiens de Reiki dans leur capacité à sentir l'énergie couler entre leurs mains. Des analyses post-hoc suggèrent que le Reiki peut avoir eu des effets limités sur l'humeur et les niveaux d'énergie.

Les participants ont décrit un état de conscience liminal dans lequel des phénomènes sensoriels et symboliques étaient vécus de manière paradoxale. La liminalité (seuil de perception) était évidente dans l'orientation des participants vis-à-vis du temps, du lieu, de l'environnement et de soi. Paradoxalement, elle était également visible dans les expériences symboliques des sentiments internes, dans l'expérience cognitive et dans l'expérience externe de la relation avec le maître Reiki.

Conclusion : les états liminaux et les expériences paradoxales qui se produisent dans la guérison rituelle sont liés à la nature holistique et à la variation individuelle de l'expérience de guérison. Ces résultats suggèrent que de nombreux modèles linéaires utilisés dans la recherche sur les thérapies tactiles ne sont pas assez complexes pour capturer l'expérience des participants.

1. Le Reiki est un art de guérir ancestral impliquant une légère imposition des mains. Il peut être pratiqué n'importe quand et n'importe où.

2. Le Reiki peut être utilisé comme traitement complémentaire aux protocoles médicaux.

3. Les positions des mains correspondent habituellement aux systèmes endocrinien et lymphatique du corps et aux organes principaux, en se concentrant sur sept chakras principaux.

4. Il est nécessaire de mener davantage de recherches sur les effets du Reiki sur les personnes atteintes de troubles psychiatriques et médicaux.

<u>**Février 2001 : Travailler avec des survivants de torture à Sarajevo avec le Reiki**</u>

Pendant que je travaillais comme infirmière / thérapeute à Sarajevo, j'ai eu l'occasion de travailler à titre expérimental dans un centre pour victimes de la torture. C'était pour voir si l'utilisation du Reiki aurait un effet bénéfique sur ce type de patient. Cela impliquait de repenser les positions des mains traditionnelles du Reiki, la musique et la configuration générale de la salle utilisée.

C'était un défi et j'en étais ravi. Les personnes avec qui j'ai travaillé étaient formidables et les changements survenus au cours de la période ont été très positifs. Le personnel du centre était ravi. Je fus ravi; mais plus important encore, les patients étaient ravis. Le terrain a été cassé et nous espérons que cela sera considéré comme positif pour les autres patients traumatisés.

<u>**Février 2001 : Corrélats biologiques de la guérison du Reiki**</u>

En comparant les mesures avant et après, l'anxiété était significativement réduite, t (22) = 2,45, P = 0,02. Les taux d'IgA salivaires ont augmenté de manière significative, t (19) = 2,33, P = 0,03, cependant, le cortisol salivaire n'était pas statistiquement significatif. Il y avait une chute significative de la pression artérielle systolique (PAS), F (2, 44) = 6,60, p <0,01.

La température de la peau a augmenté et l'électromyographe (EMG) a diminué pendant le traitement, mais les différences avant et après n'étaient pas significatives.

Conclusion : ces résultats suggèrent des modifications à la fois biochimiques et physiologiques dans la direction de la relaxation. Les découvertes d'IgA salivaires méritent d'être approfondies pour explorer les effets du TT et de la fonction immunitaire humérale chez l'humain.

Le Reiki a été administré à 50 patients sur 100 présentant une fonction ventriculaire gauche normale et devant subir un pontage aorto-coronaire électif. Les composants sanguins et les marqueurs inflammatoires ont été estimés à différents moments. Les paramètres hémodynamiques, l'analyse psychologique, le séjour en unité de soins intensifs, l'incidence de l'infection, le drainage thoracique et la mortalité ont été enregistrés.

Les paramètres hémodynamiques et l'utilisation de composants sanguins étaient similaires dans les deux groupes. L'interleukine-6 était significativement plus basse au cours de la période préopératoire dans le groupe Reiki, mais a montré des tendances similaires dans les deux groupes au cours de la période postopératoire.

L'analyse psychologique évaluée par le questionnaire sur la qualité de vie de l'Organisation Mondiale de la Santé (OMS) et le questionnaire général sur la santé a révélé que les relations sociales s'améliorent une fois que le patient se trouve dans son environnement et avec son peuple, dans les deux groupes. Domaine psychologique a montré une différence significative, six jours après la chirurgie dans le groupe Reiki. Cette étude conclut que le Reiki est un processus qui prend du temps et ne présente aucun avantage clinique significatif.

Avril 2000 : La nature autonomisante du Reiki en tant que thérapie complémentaire

Le Reiki est une ancienne méthode de guérison qui tire ses racines de la médecine chinoise et de la guérison chrétienne. C'est un traitement utilisé par les individus comme alternative et complément au traitement médical occidental.

Le Reiki a gagné en popularité au cours de la dernière décennie, mais reste peu étudié. Les raisons méthodologiques et philosophiques expliquant pourquoi il est difficile de mener des recherches sur l'efficacité du Reiki sont discutées.

Les raisons du succès accru du Reiki en tant que méthode de guérison alternative et complémentaire dans le monde occidental sont abordées, de même que la pratique du Reiki en tant que méthode de guérison pour soi-même et les autres.

Juillet 1999 : Le Reiki m'a aidé à faire face au stress

J'ai récemment eu besoin d'un traitement anti-stress après un accident de voiture il y a six mois. J'ai eu plusieurs choix de traitement et j'ai décidé de choisir le Reiki, dont je ne savais rien à l'époque.

Le Reiki est un type de traitement alternatif dont la popularité augmente. Ses praticiens le préconisent comme méthode précise permettant de relier l'énergie vitale universelle au processus de guérison inné du corps par le biais de techniques pratiques. L'argument des praticiens du Reiki est que le Reiki réduit divers problèmes physiques et améliore le bien-être psychospirituel.

De nombreuses données anecdotiques étayent la revendication précédente et quelques études scientifiques pionnières commencent à émerger. Bien que la recherche sur le Reiki dans son ensemble corrobore les résultats anecdotiques, l'absence d'essais randomisés et contrôlés par placebo empêche l'interprétation des résultats comme résultant d'effets spécifiques par opposition aux effets placebo et à l'histoire naturelle.

Les autorités sur le terrain indiquent que les chercheurs intéressés par les études contrôlées par placebo devraient faire en sorte que le traitement par placebo ressemble à la vraie intervention à tous égards. Aucune étude n'ayant été trouvée dans la littérature testant les procédures de normalisation pour le Reiki réel et placebo, il a été décidé d'en mener une. Le but de cette étude était de tester les procédures de normalisation développées par notre équipe de recherche pour le Reiki placebo, avant de poursuivre et de mener notre étude d'efficacité à grande échelle planifiée sur l'efficacité du Reiki, contrôlée par placebo.

Cette étude a utilisé un plan expérimental croisé en 4 tours dans lequel 20 sujets en aveugle (12 étudiantes, 4 survivants du cancer du sein et 4 observateurs) ont été exposés à une combinaison de 2 interventions (Reiki plus Reiki, ou un placebo plus un placebo, ou du Reiki plus un placebo ou un placebo plus Reiki), et ont ensuite été invités à évaluer les interventions en utilisant un questionnaire auto-administré.

Les observateurs aveugles ont été utilisés dans la ronde numéro 4. Deux vrais praticiens de Reiki du système Usui ont été choisis en premier, puis 2 praticiens du placebo qui leur ressemblaient étroitement ont été recrutés. Les praticiens du placebo ont été formés au Reiki par le maître de Reiki de l'étude et le chercheur principal, mais n'ont pas été initiés. La croyance en le Reiki est que seuls les praticiens initiés peuvent administrer du Reiki, ce qui permet d'avoir un groupe placebo dans les études d'efficacité.

Les résultats de l'étude indiquent que les procédures de standardisation développées ont été couronnées de succès car aucun des participants finaux du quatrième cycle (4 patientes atteintes de cancer du sein et 4 observateurs) n'a pu différencier l'identité des praticiens du placebo et du Reiki.

Les commentaires qualitatifs exprimés par les participants ont également confirmé les données quantitatives. Il a été conclu sur la base de ces constatations qu'il était sans danger d'aller de l'avant et de mener l'essai clinique d'efficacité randomisé sur Reiki à 3 bras prévu.

Il est recommandé que les chercheurs intéressés par la recherche sur le Reiki incorporent nos techniques pour renforcer leurs conceptions en ajoutant un bras placebo.

<u>Juin 1997 : Utiliser le Reiki pour gérer la douleur: rapport préliminaire</u>

Le but de cette étude était d'explorer l'utilité du Reiki en tant qu'adjuvant du traitement par opioïdes dans le traitement de la douleur. Étant donné qu'aucune étude dans ce domaine n'a pu être trouvée, une étude pilote a été menée auprès de 20 volontaires souffrant de douleur dans 55 sites pour diverses raisons, notamment le cancer. Tous les traitements de Reiki ont été fournis par un thérapeute de deuxième cycle certifié Reiki.

La douleur a été mesurée à l'aide d'une échelle visuelle analogique (EVA) et d'une échelle de Likert immédiatement avant et après le traitement de Reiki. Les deux instruments ont montré une réduction très significative ($p < 0,0001$) de la douleur après le traitement de Reiki.

<u>**Février 1997 : Reiki: un traitement complémentaire à vie**</u>

Tom a reçu un diagnostic de cancer très agressif et n'a reçu que des radiations palliatives et des médicaments. Au moment du diagnostic, ses symptômes suggéraient une espérance de vie très limitée. Grâce au Reiki et à son intention, il a pu atteindre son objectif de stabilité à long terme, sans douleur ni gonflement immobilisant. Le confort et la qualité de vie de Tom se sont considérablement améliorés et il vit bien avec son cancer.

Le Reiki a été associé à des résultats spectaculaires pour de nombreux patients. L'importance de l'intention du patient pendant les traitements de Reiki ne peut pas être surestimée. Parmi les tendances générales observées avec le Reiki, on peut citer: les périodes de stabilisation durant lesquelles il est possible de profiter des derniers jours de sa vie; un passage paisible et calme si la mort est imminente; et soulagement de la douleur, de l'anxiété, de la dyspnée et de l'œdème.

Le Reiki est un complément précieux pour aider les patients dans leur parcours de fin de vie et améliorer la qualité des jours restants.

Le Reiki est une théorie asiatique qui suppose que les humains sont de l'énergie et qu'en manipulant cette énergie avec les mains, la guérison peut survenir. L'art de guérir du Reiki est actuellement pratiqué par 200 000 praticiens du monde entier.

On pense que cette forme de guérison douce, bien que ne pouvant nuire à personne, peut entraîner une désintoxication du corps pouvant entraîner un léger inconfort, tel que maux de tête, fatigue ou même de légers symptômes pseudo-grippaux, pendant une courte période. après le traitement.

Pour certaines personnes atteintes du VIH / sida, cela peut être particulièrement déconcertant. Certains praticiens de Reiki facturent 80 $ ou plus pour le traitement. Ce prix est considéré comme excessif et les personnes en quête de traitement doivent choisir une personne proposant une échelle mobile ou un montant forfaitaire ne dépassant pas 40 USD par session.

III.Bibliographie

Efficacy of facilitated tucking position and Reiki given to preterm infants during orogastric tube insertion: A randomised controlled trial.
Kurt Sezer H, Onal H, Degirmencioglu H, Kucukoglu S.J Paediatr Child Health. 2024 Dec;60(12):844-851.
doi: 10.1111/jpc.16686.

The effect of reiki and acupressure on pain, anxiety and vital signs during femoral sheath removal in patients undergoing percutaneous coronary intervention: A randomized controlled study.
Avcı A, Gün M.Explore (NY). 2024 Nov-Dec;20(6):103070.
doi: 10.1016/j.explore.2024.103070.

The effect of Reiki on fatigue and sleep quality in individuals with multiple sclerosis: a randomised controlled study.
Bahçecioğlu Turan G, Özer Z, Arıkan E.Explore (NY). 2024 Nov-Dec;20(6):103018.
doi: 10.1016/j.explore.2024.103018.

Evaluation of a Reiki Volunteer Program within Two Cancer Infusion Centers.
Dyer NL, Rodgers-Melnick SN, Fink KE, Rao S, Surdam J, Dusek JA.J Pain Symptom Manage. 2024 Nov 27:S0885-3924(24)01132-1.
doi: 10.1016/j.jpainsymman.2024.11.017.

Study on the Impact of Expectations and Beliefs in Distance Initiation Experiences in Reiki.
Graziano S, Luigi C.Altern Ther Health Med. 2024 Nov 18:AT11297.

Is Reiki effective in reducing heart rhythm, cortisol levels, and anxiety and improving biochemical parameters in individuals with cardiac disease? Randomized placebo-controlled trial.
Bektas Akpinar N, Ozcan Yüce U, Cansız G, Yurtsever D, Özkanat C, Unal N, Sabanoglu C, Altınbas Akkas Ö, Yurtsever S.Eur J Cardiovasc Nurs. 2024 Oct 21;23(7):771-779.
doi: 10.1093/eurjcn/zvae051.

Effect of Reiki application on menopausal symptoms.
Yeşil FH, Lafcı Bakar D.Explore (NY). 2024 Sep-Oct;20(5):102993.
doi: 10.1016/j.explore.2024.03.001.

The Power of Reiki: Its Effects on Pain and Biochemical Parameters in Patients Undergoing Bone Marrow Transplantation: A Randomized Prospective Controlled Study.
Bektas Akpinar N, Unal N, Alıncak G, Pörücü C, Yurtsever S, Karadurmus N.Pain Manag Nurs. 2024 Sep 19:S1524-9042(24)00235-2.
doi: 10.1016/j.pmn.2024.08.008.

The Effect of Reiki on the Self-Efficacy, Death Anxiety, and Sleep Quality of Patients Diagnosed With Chronic Obstructive Pulmonary Disease: A Randomized-Controlled Study.
Ünal Aslan KS, Çetinkaya F.Holist Nurs Pract. 2024 Sep 5.
doi: 10.1097/HNP.0000000000000694.

The impact of Reiki practice on episiotomy recovery and perineal pain: A randomized controlled study.
Aydemir H, Soğukpınar N, Kara M.Afr J Reprod Health. 2024 Jul 31;28(7):35-46.
doi: 10.29063/ajrh2024/v28i7.4.

The Effect of Reiki on Fatigue Symptoms of Cancer Patients: A Systematic Review.
Bayülgen MY.Holist Nurs Pract. 2024 Jul 23. doi: 10.1097/HNP.0000000000000664.

Therapeutic effects of Reiki on interventions for anxiety: a meta-analysis.
Guo X, Long Y, Qin Z, Fan Y.BMC Palliat Care. 2024 Jun 13;23(1):147.
doi: 10.1186/s12904-024-01439-x.

Reiki intervention for supporting healthcare professional care behaviors in pediatric palliative care: A pilot study.
Zucchetti G, Ciappina S, Bottigelli C, Campione G, Parrinello A, Piu P, Lijoi S, Quarello P, Fagioli F.Palliat Support Care. 2024 Jun;22(3):493-498.
doi: 10.1017/S1478951523001852.

The Effect of Distance Reiki on State Test Anxiety and Test Performance: A Randomized Controlled Trial of Nursing Students.
Unal N, Ozkanat C, Yurtsever D, Kettas Dolek E, Yildirim G, Bektas Akpinar N, Arpaci A, Yurtsever S.J Nurs Educ. 2024 May;63(5):298-303.
doi: 10.3928/01484834-20240305-04.

The Effect of Distant Reiki Applied to Individuals with Extremity Amputation on Pain Level and Holistic Well-Being: A Quasi-experimental Study.
Yilmaz CK, Karakoyun A, Yurtsever S.Pain Manag Nurs. 2024 Apr;25(2):e87-e92.
doi: 10.1016/j.pmn.2023.11.003.

The Effect of Distant Reiki on the Stress and Fatigue Levels of Nurses Working in COVID-19 Clinics: A Randomized-Controlled, Single-Blind Study.
Bektaş Akpınar N, Özcan Yüce U, Yurtsever S.Holist Nurs Pract. 2024 Mar-Apr 01;38(2):102-108.
doi: 10.1097/HNP.0000000000000519.

The Effect of Reiki on Pain, Functional Status, and Holistic Well-Being in Patients With Knee Osteoarthritis: A Randomized Controlled Trial.
Unal N, Bektaş Akpinar N, Bek D, Yurtsever S.Orthop Nurs. 2024 Mar-Apr 01;43(2):109-118.
doi: 10.1097/NOR.0000000000001017.

The Effect of Reiki Intervention on Fatigue and Anxiety in Hemodialysis Patients: A Randomized Controlled Study.
Buyukbayram Genc Z, Citlik Saritas S.Holist Nurs Pract. 2024 Jan-Feb 01;38(1):26-31. doi: 10.1097/HNP.0000000000000625.

The Effect of Distant Reiki Sessions on Holistic Well-Being.
Özcan Yüce U, Arpacı A, Kütmeç Yılmaz C, Yurtsever D, Üstün Gökçe E, Burkev FG, Yıldırım G, Gökşin İ, Ünal Aslan KS, Bektaş Akpınar N, Altınbaş Akkaş Ö, Yurtsever S.Holist Nurs Pract. 2024 Jan-Feb 01;38(1):50-57. doi: 10.1097/HNP.0000000000000557.

The Effect of Reiki and Aromatherapy on Vital Signs, Oxygen Saturation, and Anxiety Level in Patients Undergoing Upper Gastrointestinal Endoscopy: A Randomized Controlled Study
Esra Keşer 1, Sevgin Samancıoğlu Bağlama, Cem Sezer
Holist Nurs Pract 2023 Nov-Dec;37(6):337-346. doi: 10.1097/HNP.0000000000000611.

Effects of Reiki on the Perception of Quality of Life Determined by the Questionnaire WHOQOL-BREF
Elisabete Pereira 1, Caroline Valente, Morgana Kretzschmar, Mirele Titton Calderari, Caio Maurício Mendes de Cordova
Holist Nurs Pract
2023 Nov-Dec;37(6):311-317.
doi: 10.1097/HNP.0000000000000614.

The Effect of Distant Reiki Applied to Individuals with Extremity Amputation on Pain Level and Holistic Well-Being: A Quasi-experimental Study
Cemile Kütmeç Yilmaz 1, Ahmet Karakoyun 2, Sabire Yurtsever
Pain Manag Nurs 2023 Nov 28:S1524-9042(23)00200-X.
doi: 10.1016/j.pmn.2023.11.003.

Home-Based Reiki by Informal Caregivers: A Mixed-Methods Pilot Study
Yea-Jyh Chen 1, Amy Petrinec, Pamela S Stephenson, Rosanne M Radziewicz, Denice Sheehan
Holist Nurs Pract
2023 Sep-Oct;37(5):285-297.
doi: 10.1097/HNP.0000000000000450.

The Effect of Reiki on Pain Applied to Patients With Cancer: A Systematic Review
Abdullah Avci 1, Meral Gün
Holist Nurs Pract
2023 Sep-Oct;37(5):268-276.
doi: 10.1097/HNP.0000000000000601.

Evaluation of a Distance Reiki Program for Frontline Healthcare Workers' Health-Related Quality of Life During the COVID-19 Pandemic
Natalie L Dyer 1, Ann L Baldwin 2, Rosemary Pharo 3, Feona Gray
Glob Adv Integr Med Health 2023 Aug 20:12:27536130231187368.
doi: 10.1177/27536130231187368.

The effect of Reiki on fatigue and comfort in hemodialysis patients
Melek Yeşil Bayülgen 1, Meral Gün
Explore (NY)
2023 Jul-Aug;19(4):553-560.
doi: 10.1016/j.explore.2022.12.009.

The effect of Reiki on anxiety, fear, pain, and oxygen saturation in abdominal surgery patients: A randomized controlled trial
Hamide Şişman 1, Sevban Arslan
Explore (NY) 2023 Jul-Aug;19(4):578-586.
 doi: 10.1016/j.explore.2022.11.005.

Evaluation of the Impacts of Reiki Touch Therapy on Patients Diagnosed With Fibromyalgia Who Are Followed in the Pain Clinic
Hava Gökdere Çinar 1, Şule Alpar, Seher Ilhan
Holist Nurs Pract
2023 May-Jun;37(3):161-171.
doi: 10.1097/HNP.0000000000000497.

The Effect of Reiki on Anxiety, Stress, and Comfort Levels Before Gastrointestinal Endoscopy: A Randomized Sham-Controlled Trial
Hediye Utli 1, Birgül Vural Doğru
J Perianesth Nurs
2023 Apr;38(2):297-304.
doi: 10.1016/j.jopan.2022.08.010.

The effects of Reiki and hand massage on pain and fatigue in patients with rheumatoid arthritis
Kevser SevgiÜnal Aslan 1, Funda Çetinkaya
Explore (NY) 2023 Mar-Apr;19(2):251-255.
 doi: 10.1016/j.explore.2022.06.006.

The effect of acupressure or Reiki interventions on the levels of pain and fatigue of cancer patients receiving palliative care: A randomized controlled study
Hediye Utli 1, Mahmut Dinç 2, Medical Doctor Adil Utli
Explore (NY) 2023 Jan-Feb;19(1):91-99.
 doi: 10.1016/j.explore.2022.11.007. Epub 2022 Dec 5.

The effect of acupressure or Reiki interventions on the levels of pain and fatigue of cancer patients receiving palliative care: A randomized controlled study.
Utli H, Dinç M, Utli MDA.Explore (NY). 2022 Dec 4:S1550-8307(22)00211-7.
doi: 10.1016/j.explore.2022.11.007.

The effect of Reiki on anxiety, fear, pain, and oxygen saturation in abdominal surgery patients: A randomized controlled trial.
Şişman H, Arslan S.Explore (NY). 2022 Dec 1:S1550-8307(22)00210-5.
doi: 10.1016/j.explore.2022.11.005.

Experiences With a Distant Reiki Intervention During the COVID-19 Pandemic Using the Science of Unitary Human Beings Framework.
DiBenedetto J.ANS Adv Nurs Sci. 2022 Oct-Dec 01;45(4):E145-E160.
doi: 10.1097/ANS.0000000000000441.

The Effect of Reiki on Anxiety, Stress, and Comfort Levels Before Gastrointestinal Endoscopy: A Randomized Sham-Controlled Trial.
Utli H, Doğru BV.J Perianesth Nurs. 2022 Oct 20:S1089-9472(22)00453-1.
doi: 10.1016/j.jopan.2022.08.010.

The Effect of Distant Reiki Sessions on Holistic Well-Being.
Özcan Yüce U, Arpacı A, Kütmeç Yılmaz C, Yurtsever D, Üstün Gökçe E, Burkev FG, Yıldırım G, Gökşin İ, Ünal Aslan KS, Bektaş Akpınar N, Altınbaş Akkaş Ö, Yurtsever S.Holist Nurs Pract. 2022 Oct 8.
doi: 10.1097/HNP.0000000000000557.

Stress and Anxiety Reduction Effects of a Reiki Program During the COVID-19 Pandemic Among Employees in Lima, Peru.
Gálvez Escudero D, Reyes-Bossio M.Holist Nurs Pract. 2022 Sep-Oct 01;36(5):E48-E56.
doi: 10.1097/HNP.0000000000000545.

An Evaluation of the Subjective Experience of Receiving Reiki: Qualitative Results from a Pragmatic Effectiveness Study.
Dyer NL, Ali A, Baldwin AL, Kowalski S, Rand WL.J Integr Complement Med. 2022 Sep;28(9):739-748.
doi: 10.1089/jicm.2022.0477.

Reiki for promotion of health and sleep quality in hospital nursing professionals.
Costa JRD, Marcon SS, Nitschke RG, Santo FHDE, Piexak DR, Oliveira SG, Goes HLF, Soto PJL.Rev Bras Enferm. 2022 Aug 15;75(5):e20210535.
doi: 10.1590/0034-7167-2021-0535.

Effect of Reiki Therapy on Blood Pressure and Alcohol Consumption in Young Adults: A Clinical Trial.
Pérez Briones NG, Ruiz Paloalto ML, Casique Casique L, Ramírez-Girón N, Azucena Rodríguez Puente L, Ruiz Lara A, Landeros-Olvera E.Altern Ther Health Med. 2022 Aug 5:AT7277.

The effects of Reiki and back massage on women's pain and vital signs post-abdominal hysterectomy: A randomized controlled trial: The Effects of Reiki and Back Massage on Women's Pain and Vital Signs.
Utli H, Yağmur Y.Explore (NY). 2022 Jul-Aug;18(4):467-474.
doi: 10.1016/j.explore.2021.07.004.

Does Reiki Benefit Mental Health Symptoms Above Placebo?
Zadro S, Stapleton P.Front Psychol. 2022 Jul 12;13:897312.
doi: 10.3389/fpsyg.2022.897312.
eCollection 2022.

The effects of Reiki and hand massage on pain and fatigue in patients with rheumatoid arthritis.
SevgiÜnal Aslan K, Çetinkaya F.Explore (NY). 2022 Jun 11:S1550-8307(22)00079-9.
doi: 10.1016/j.explore.2022.06.006.

The Effect of Distant Reiki on the Stress and Fatigue Levels of Nurses Working in COVID-19 Clinics: A Randomized-Controlled, Single-Blind Study.
Bektaş Akpınar N, Özcan Yüce U, Yurtsever S.Holist Nurs Pract. 2022 Apr 7.
doi: 10.1097/HNP.0000000000000519.

Feasibility and Effect of Reiki on the Physiology and Self-perceived Stress of Nurses in a Large US Hospital.
Hailey K, Fortin J, Pratt P, Forbes PW, McCabe M.Holist Nurs Pract. 2022 Mar-Apr 01;36(2):105-111.
doi: 10.1097/HNP.0000000000000475.

A study of Reiki therapy on unpleasant symptoms in children with cerebral palsy.
Love L, Anderson AM, von Sadovszky V, Kusiak J, Ford J, Noritz G.Complement Ther Clin Pract. 2022 Feb;46:101529.
doi: 10.1016/j.ctcp.2021.101529.

Reiki practitioners' perceptions of the impact of the COVID-19 pandemic on the experience, practice and future of Reiki.
Abdurahman F, Payne N.Complement Ther Clin Pract. 2022 Feb;46:101530.
doi: 10.1016/j.ctcp.2021.101530.

Reiki Therapy for Very Young Hospitalized Children Receiving Palliative Care.
Thrane SE, Williams E, Grossoehme DH, Friebert S.J Pediatr Hematol Oncol Nurs. 2022 Jan-Feb;39(1):15-29.
doi: 10.1177/27527530211059435.

Effects of Reiki Session Excluding the Variables Responsible for the Placebo Effect on a Group of Adults.
Graziano S, Luigi C.Altern Ther Health Med. 2022 Jan;28(1):18-24.

Reiki practitioners' perceptions of the impact of the COVID-19 pandemic on the experience, practice and future of Reiki.
Abdurahman F, Payne N.Complement Ther Clin Pract. 2021 Dec 30;46:101530. doi: 10.1016/j.ctcp.2021.101530.

The Effect of Reiki on Pain, Fatigue, and Quality of Life in Adolescents With Dysmenorrhea.
Koçoğlu F, Zincir H.Holist Nurs Pract. 2021 Nov-Dec 01;35(6):306-314.
doi:10.1097/HNP.0000000000000477.
PMID: 34647912. Clinical Trial.

Effect of Reiki Therapy on Quality of Life and Fatigue Levels of Breast Cancer Patients Receiving Chemotherapy.
Karaman S, Tan M.Cancer Nurs. 2021 Nov-Dec 01;44(6):E652-E658.
doi: 10.1097/NCC.0000000000000970.
PMID: 34387236

Feasibility and Acceptability of a Reiki Intervention With Very Young Children Receiving Palliative Care.
Thrane SE, Grossoehme DH, Tan A, Shaner V, Friebert S.Nurs Res. 2021 Nov-Dec 01;70(6):469-474.
doi: 10.1097/NNR.0000000000000540.
PMID: 34262006

Self-Reiki, Consideration of a Potential Option for Managing Chronic Pain during Pandemic COVID-19 Period.
Billot M, Daycard M, Rigoard P.Medicina (Kaunas). 2021 Aug 25;57(9):867.
doi: 10.3390/medicina57090867.
PMID: 34577790

Effects of Reiki on Mental Health Care: A Systematic Review.
Morero JAP, Pereira SS, Esteves RB, Cardoso L.Holist Nurs Pract. 2021 Jul-Aug 01;35(4):191-198.
doi: 10.1097/HNP.0000000000000456.
PMID: 34115737

Feasibility and Effect of Reiki on the Physiology and Self-perceived Stress of Nurses in a Large US Hospital.
Hailey K, Fortin J, Pratt P, Forbes PW, McCabe M.Holist Nurs Pract. 2021 Jul 20.
doi: 10.1097/HNP.0000000000000475.
PMID: 34293753

The effects of Reiki and back massage on women's pain and vital signs post-abdominal hysterectomy: A randomized controlled trial: The Effects of Reiki and Back Massage on Women's Pain and Vital Signs
Hediye Utli 1, Yurdagül Yağmur 2
Affiliations expand
•PMID: 34312086
•DOI: 10.1016/j.explore.2021.07.004
2021 Jul 15;S1550-8307(21)00146-4.

Home-Based Reiki by Informal Caregivers: A Mixed-Methods Pilot Study.
Chen YJ, Petrinec A, Stephenson PS, Radziewicz RM, Sheehan D.Holist Nurs Pract. 2021 May 20. doi: 10.1097/HNP.0000000000000450. PMID: 34029232

The effect of Acupressure and Reiki application on Patient's pain and comfort level after laparoscopic cholecystectomy: A randomized controlled trial.
Topdemir EA, Saritas S.Complement Ther Clin Pract. 2021 May;43:101385. doi:10.1016/j.ctcp.2021.101385. PMID: 33836405. Clinical Trial.

Effect of Reiki on the stress level of caregivers of patients with cancer: Qualitative and single-blind randomized controlled trial.
Özcan Yüce U, Taşcı S.Complement Ther Med. 2021 May;58:102708. doi:10.1016/j.ctim.2021.102708. PMID: 33675935 Clinical Trial.

The effects of Reiki on heart rate, blood pressure, body temperature, and stress levels: A pilot randomized, double-blinded, and placebo-controlled study.
Bat N.Complement Ther Clin Pract. 2021 May;43:101328.
doi: 10.1016/j.ctcp.2021.101328.
PMID: 33639516 Clinical Trial.

Reiki therapy in the Unified Health System: meanings and experiences in integral health care.
Amarello MM, Castellanos MEP, Souza KMJ.Rev Bras Enferm. 2021 Mar 24;74(1):e20190816.
doi:10.1590/0034-7167-2019-0816.
PMID: 33787777

Effects of Reiki on Pain and Anxiety in Women Hospitalized for Obstetrical- and Gynecological-Related Conditions.
Bondi A, Morgan T, Fowler SB.J Holist Nurs. 2021 Mar;39(1):58-65.
doi: 10.1177/0898010120936437.
PMID: 32618216

Feasibility and Acceptability of Reiki Therapy for Children Receiving Palliative Care in the Home.
Thrane SE, Maurer SH, Danford CA.J Hosp Palliat Nurs. 2021 Feb 1;23(1):52-58.
doi: 10.1097/NJH.0000000000000714.
PMID: 33252426

The effect of preoperative Reiki application on patient anxiety levels.
Topdemir EA, Saritas S.Explore (NY). 2021 Jan-Feb;17(1):50-54.
doi: 10.1016/j.explore.2020.01.003.
PMID: 32107160

The effect of Reiki and guided imagery intervention on pain and fatigue in oncology patients: A non-randomized controlled study.
Buyukbayram Z, Citlik Saritas S.Explore (NY). 2021 Jan-Feb;17(1):22-26.
doi: 10.1016/j.explore.2020.07.009.
PMID: 32778391 Clinical Trial.

Reiki: Defining a Healing Practice for Nursing.
Lipinski K, Van De Velde J.Nurs Clin North Am. 2020 Dec;55(4):521-536.
doi: 10.1016/j.cnur.2020.06.017.

Feasibility and Acceptability of Reiki Therapy for Children Receiving Palliative Care in the Home.
Thrane SE, Maurer SH, Danford CA.J Hosp Palliat Nurs. 2020 Nov 24.
doi: 10.1097/NJH.0000000000000714.

Effects of Reiki Session Excluding the Variables Responsible for the Placebo Effect on a Group of Adults.
Graziano S, Luigi C.Altern Ther Health Med. 2020 Oct 31:AT6601.

Massage and Reiki to reduce stress and improve quality of life: a randomized clinical trial.
Kurebayashi LFS, Gnatta JR, Kuba G, Giaponesi ALL, Souza TPB, Turrini RNT.Rev Esc Enferm USP. 2020 Oct 12;54:e03612.
doi: 10.1590/S1980-220X2018059103612.

Reiki protocol for preoperative anxiety, depression, and well-being: a non-randomized controlled trial.
Santos CBRD, Gomes ET, Bezerra SMMDS, Püschel VAA.Rev Esc Enferm USP. 2020 Oct 26;54:e03630.
doi: 10.1590/S1980-220X2019012403630

The effect of Reiki and guided imagery intervention on pain and fatigue in oncology patients: A non-randomized controlled study.
Buyukbayram Z, Citlik Saritas S.Explore (NY). 2020 Jul 31:S1550-8307(20)30227-5.
doi: 10.1016/j.explore.2020.07.009.

Effects of Reiki on Pain and Anxiety in Women Hospitalized for Obstetrical- and Gynecological-Related Conditions.
Bondi A, Morgan T, Fowler SB.J Holist Nurs. 2020 Jul 3:898010120936437.
doi: 10.1177/0898010120936437.

Educate, Try, and Share: A Feasibility Study to Assess the Acceptance and Use of Reiki as an Adjunct Therapy for Chronic Pain in Military Health Care Facilities.
Gantt M, Orina JAT.Mil Med. 2020 Mar 2;185(3-4):394-400.
doi: 10.1093/milmed/usz271.

Implementation of a Volunteer Reiki Program at an Academic Medical Center in the Midwest.
Jurkovich P, Watson S.J Holist Nurs. 2020 Feb 26:898010120907734.
doi: 10.1177/0898010120907734.
The effect of preoperative Reiki application on patient anxiety levels.
Topdemir EA, Saritas S.Explore (NY). 2020 Jan 30:S1550-8307(20)30040-9.
doi: 10.1016/j.explore.2020.01.003.

Reiki therapy for pain, anxiety and quality of life.
BMJ Support Palliat Care.Billot M, Daycard M, Wood C, Tchalla A. BMJ Support Palliat Care. 2019 Dec;9(4):434-438.
doi: 10.1136/bmjspcare-2019-001775.

A Large-Scale Effectiveness Trial of Reiki for Physical and Psychological Health.
Dyer NL, Baldwin AL, Rand WL.J Altern Complement Med. 2019 Dec;25(12):1156-1162.
doi: 10.1089/acm.2019.0022.

Educate, Try, and Share: A Feasibility Study to Assess the Acceptance and Use of Reiki as an Adjunct Therapy for Chronic Pain in Military Health Care Facilities.
Mil Med. 2019 Oct 23. pii: usz271.
doi: 10.1093/milmed/usz271.

A Large-Scale Effectiveness Trial of Reiki for Physical and Psychological Health.
J Altern Complement Med.2019 Oct 22.
doi: 10.1089/acm.2019.0022.

The Power of Reiki: Feasibility and Efficacy of Reducing Pain in Children With Cancer Undergoing Hematopoietic Stem Cell Transplantation.
J Pediatr Oncol Nurs.2019 Sep/Oct;36(5):361-368.
doi: 10.1177/1043454219845879.

Reiki for Pain During Hemodialysis: A Feasibility and Instrument Evaluation Study
J Holist Nurse. 2019 Jun;37(2):148-162. Doi: 10.1177/0898010118797195.

Reiki for pain during hemodialysis: a feasibility and instrument evaluation study.
Zins S, Hooke MC, Gross CR.
J Holist Nurs. 2018 Aug 31:898010118797195.
doi: 10.1177/0898010118797195.

Misinterpretation of the results from meta-analysis about the effects of Reiki on pain.
Moran JM, Puerto-Parejo LM, Leal-Hernández O, Lopez-Espuela F, Roncero-Martín R, Sanchez Fernandez A, Pedrera-Zamorano JD.
Complement Ther Clin Pract. 2018 Aug;32:115.
doi: 10.1016/j.ctcp.2018.06.005.

Immediate symptom relief after a first session of massage therapy or reiki in hospitalised patients : a 5 years clinical experience from a rural academic medical center.
Vergo MT, Pinkson BM, Broglio K, Li Z, Tosteson TD.
J Altern Complement Med. 2018 Aug;24(8):801-808.
doi: 10.1089/acm.2017.0409.

The effect of Reiki on pain: a meta-analysis.
Demir Doğan M.
Complement Ther Clin Pract. 2018 May;31:384-387.
doi: 10.1016/j.ctcp.2018.02.020.

Safety of Reiki therapy for newborns at risk for neonatal abstinence syndrome.
Radziewicz RM, Wright-Esber S, Zupancic J, Gargiulo D, Woodall P.
Holist Nurs Pract. 2018 Mar/Apr;32(2):63-70.
doi: 10.1097/HNP.0000000000000251.

Effects of Reiki versus physiotherapy on relieving lower back pain and improving activities daily living of patients with intervertebral disc hernia.
Jahantiqh F, Abdollahimohammad A, Firouzkouhi M, Ebrahiminejad V.
J Evid Based Integr Med. 2018 Jan-Dec;23:2515690X18762745.
doi: 10.1177/2515690X18762745.

The impact of Reiki on side effects in patients with head-neck neoplasia undergoing radiotherapy: a pilot study.
Iacorossi L, Di Ridolfi P, Bigiarini L, Giannarelli D, Sanguineti G.
Prof Inferm. 2017 Oct-Dec;70(3):214-221.
doi: 10.7429/pi.2017.704214.

Reiki is better than placebo and has broad potential as a complementary health therapy.
McManus DE.
J Evid Based Complementary Altern Med. 2017 Oct;22(4):1051-1057.
doi: 10.1177/2156587217728644.

Self-efficacy for coping with cancer enhances the effect of Reiki treatments during the pre-surgery phase of breast cancer patients.
Chirico A, D'Aiuto G, Penon A, Mallia L, DE Laurentiis M, Lucidi F, Botti G, Giordano A.
Anticancer Res. 2017 Jul;37(7):3657-3665.

Reiki therapy for symptom management in children receiving palliative care : a pilot study.
Thrane SE, Maurer SH, Ren D, Danford CA, Cohen SM.
Am J Hosp Palliat Care. 2017 May;34(4):373-379.
doi: 10.1177/1049909116630973.

Is Reiki or prayer effective in relieving pain during hospitalization for cesarean? A systematic review and meta-analysis of randomized controlled trials.
Ferraz GAR, Rodrigues MRK, Lima SAM, Lima MAF, Maia GL, Pilan CA Neto, Omodei MS, Molina AC, El Dib R, Rudge MVC.
Sao Paulo Med J. 2017 Mar-Apr;135(2):123-132.
doi: 10.1590/1516-3180.2016.0267031116.

Effects of Reiki on pain, anxiety, and blood pressure in patients undergoing knee replacement: a pilot study.
Baldwin AL, Vitale A, Brownell E, Kryak E, Rand W.
Holist Nurs Pract. 2017 Mar/Apr;31(2):80-89.
doi: 10.1097/HNP.0000000000000195.

Massage and Reiki used to reduce stress and anxiety: randomized clinical trial.
Kurebayashi LF, Turrini RN, Souza TP, Takiguchi RS, Kuba G, Nagumo MT.
Rev Lat Am Enfermagem. 2016 Nov 28;24:e2834.
doi: 10.1590/1518-8345.1614.2834.

Effects of Reiki on pain and vital signs when applied to the incision area of the body after cesarean section surgery: a single-blinded, randomized, double-controlled study.
Sagkal Midilli T, Ciray Gunduzoglu N.
Holist Nurs Pract. 2016 Nov/Dec;30(6):368-378.

The gift of the application of Reiki therapy in cancer patient
Sánchez Domínguez J.
Rev Enferm. 2016 Jun;39(6):38-49.
Perceived relaxation as a function of restorative yoga combined with Reiki for cancer survivors.
DiScipio WJ.
Complement Ther Clin Pract. 2016 Aug;24:116-22. doi: 10.1016/j.ctcp.2016.05.003.

The effects of yoga, massage, and Reiki on patient well-being at a cancer resource center.
Rosenbaum MS, Velde J.
Clin J Oncol Nurs. 2016 Jun 1;20(3):E77-81. doi: 10.1188/16.CJON.E77-E81.

Effects of Reiki with music compared to music only among people living with HIV.
Bremner MN, Blake BJ, Wagner VD, Pearcey SM.
J Assoc Nurses AIDS Care. 2016 Sep-Oct;27(5):635-47.
doi: 10.1016/j.jana.2016.04.004.

An exploratory study of Reiki experiences in women who have cancer.
Kirshbaum MN, Stead M, Bartys S.
Int J Palliat Nurs. 2016 Apr 2;22(4):166-72. doi: 10.12968/ijpn.2016.22.4.166.

Reiki for cancer patients undergoing chemotherapy in a brazilian hospital: a pilot study.
Siegel P, da Motta PM, da Silva LG, Stephan C, Lima CS, de Barros NF.
Holist Nurs Pract. 2016 May-Jun;30(3):174-82.
doi: 10.1097/HNP.0000000000000146.

Reiki therapy for symptom management in children receiving palliative care: a pilot study.
Thrane SE, Maurer SH, Ren D, Danford CA, Cohen SM.
Am J Hosp Palliat Care. 2017 May;34(4):373-379.
doi: 10.1177/1049909116630973.

Effectiveness of implementing the Reiki method to reduce the weaning failure. a clinical trial.
Saiz-Vinuesa MD, Rodríguez-Moreno E, Carrilero-López C, García Vitoria J, Garrido-Moya D, Claramonte-Monedero R, Piqueras-Carrión AM.
Enferm Intensiva. 2016 Apr-Jun;27(2):51-61.
doi: 10.1016/j.enfi.2015.11.004.

Reiki's effect on patients with total knee arthroplasty: a pilot study.
Notte BB, Fazzini C, Mooney RA.
Nursing. 2016 Feb;46(2):17-23.
doi: 10.1097/01.NURSE.0000476246.16717.65.

The use of self-Reiki for stress reduction and relaxation.
Bukowski EL.
J Integr Med. 2015 Sep;13(5):336-40.
doi: 10.1016/S2095-4964(15)60190-X.

Reiki reduces burnout among community mental health clinicians.
Rosada RM, Rubik B, Mainguy B, Plummer J, Mehl-Madrona L.
J Altern Complement Med. 2015 Aug;21(8):489-95.
doi: 10.1089/acm.2014.0403.

Effects of distant Reiki on pain, anxiety and fatigue in oncology patients in Turkey: a pilot study.
Demir M, Can G, Kelam A, Aydıner A.
Asian Pac J Cancer Prev. 2015;16(12):4859-62.

Effects of Reiki on post-cesarean delivery pain, anxiety, and hemodynamic parameters: a randomized, Controlled clinical trial.
Midilli TS, Eser I.
Pain Manag Nurs. 2015 Jun;16(3):388-99.
doi: 10.1016/j.pmn.2014.09.005.

Reiki for depression and anxiety.
Joyce J, Herbison GP.
Cochrane Database Syst Rev. 2015 Apr 3;(4):CD006833.
doi: 10.1002/14651858.CD006833.

The effects of Reiki therapy and companionship on quality of life, mood, and symptom distress during chemotherapy.
Orsak G, Stevens AM, Brufsky A, Kajumba M, Dougall AL.
J Evid Based Complementary Altern Med. 2015 Jan;20(1):20-7.
doi: 10.1177/2156587214556313.

Initiating a Reiki or cam program in a healthcare organization--developing a business plan.
Vitale A.
Holist Nurs Pract. 2014 Nov-Dec;28(6):376-80.
doi: 10.1097/HNP.0000000000000052.

Effect of Reiki therapy on pain and anxiety in adults : an in-depth literature review of randomised trials with effect size calculations.
Thrane S, Cohen SM.
Pain Manag Nurs. 2014 Dec;15(4):897-908.
doi: 10.1016/j.pmn.2013.07.008.

Integrating Reiki and community-engaged scholarship: an interdisciplinary educational innovation.
Bremner MN, Bennett DN, Chambers D.
J Nurs Educ. 2014 Sep;53(9):541-3.

Reiki brief report: using Reiki to reduce stress levels in a nine-year-old child.
Bukowski EL, Berardi D.
Explore (NY). 2014 Jul-Aug;10(4):253-5.
doi: 10.1016/j.explore.2014.02.007.

Enhanced coherence within the theta band between pairs of brains engaging in experienced versus naïve Reiki procedures.
Ventura AC, Persinger MA.
J Altern Complement Med. 2014 Aug;20(8):649-53.
doi: 10.1089/acm.2012.0909.

Cultural competency, autonomy, and spiritual conflicts related to Reiki/cam therapies: Should patients be informed?
Arvonio MM.
Linacre Q. 2014 Feb;81(1):47-56.
doi: 10.1179/2050854913Y.0000000007.

Reiki therapy for postoperative oral pain in pediatric patients: pilot data from a double-blind, randomized clinical trial.
Kundu A, Lin Y, Oron AP, Doorenbos AZ.
Complement Ther Clin Pract. 2014 Feb;20(1):21-5.
doi: 10.1016/j.ctcp.2013.10.010.

Development of a hospital Reiki training program: training volunteers to provide Reiki to patients, families, and staff in the acute care setting.
Hahn J, Reilly PM, Buchanan TM.
Dimens Crit Care Nurs. 2014 Jan-Feb;33(1):15-21.
doi: 10.1097/DCC.0000000000000009.

Integrative Reiki for cancer patients: a program evaluation.
Fleisher KA, Mackenzie ER, Frankel ES, Seluzicki C, Casarett D, Mao JJ.
Integr Cancer Ther. 2014 Jan;13(1):62-7.
doi: 10.1177/1534735413503547.

Temari Reiki: a new hands-off approach to traditional Reiki.
Townsend JS.
Int J Nurs Pract. 2013 Apr;19 Suppl 2:34-8.
doi: 10.1111/ijn.12042.

Reiki and related therapies in the dialysis ward: an evidence-based and ethical discussion to debate if these complementary and alternative medicines are welcomed or banned.
Ferraresi M, Clari R, Moro I, Banino E, Boero E, Crosio A, Dayne R, Rosset L, Scarpa A, Serra E, Surace A, Testore A, Colombi N, Piccoli BG.
BMC Nephrol. 2013 Jun 21;14:129.
doi: 10.1186/1471-2369-14-129.

Practicing Reiki does not appear to routinely produce high-intensity electromagnetic fields from the heart or hands of Reiki practitioners.
Baldwin AL, Rand WL, Schwartz GE.
J Altern Complement Med. 2013 Jun;19(6):518-26.
doi: 10.1089/acm.2012.0136.

Reiki training for caregivers of hospitalised pediatric patient : a pilot program.
Kundu A, Dolan-Oves R, Dimmers MA, Towle CB, Doorenbos AZ.
Complement Ther Clin Pract. 2013 Feb;19(1):50-4.
doi: 10.1016/j.ctcp.2012.08.001.

Symptomatic improvement reported after receiving Reiki at a cancer infusion center.
Marcus DA, Blazek-O'Neill B, Kopar JL.
Am J Hosp Palliat Care. 2013 Mar;30(2):216-7.
doi: 10.1177/1049909112469275.

An integral nursing education experience: outcomes from a BSN Reiki course.
Clark CS.
Holist Nurs Pract. 2013 Jan-Feb;27(1):13-22.
doi: 10.1097/HNP.0b013e318276fdc4.

Effect of Reiki on symptom management in oncology.
Demir M, Can G, Celek E.
Asian Pac J Cancer Prev. 2013;14(8):4931-3.

Reiki as a pain management adjunct in screening colonoscopy.
Bourque AL, Sullivan ME, Winter MR.
Gastroenterol Nurs. 2012 Sep;35(5):308-12.

The effects of Reiki therapy on pain and anxiety in patients attending a day oncology and infusion services unit.

Birocco N, Guillame C, Storto S, Ritorto G, Catino C, Gir N, Balestra L, Tealdi G, Orecchia C, Vito GD, Giaretto L, Donadio M, Bertetto O, Schena M, Ciuffreda L.
Am J Hosp Palliat Care. 2012 Jun;29(4):290-4.
doi: 10.1177/1049909111420859.

The effects of Reiki therapy on pain and anxiety in patients attending a day oncology and infusion services unit.
Birocco N, Guillame C, Storto S, Ritorto G, Catino C, Gir N, Balestra L, Tealdi G, Orecchia C, Vito GD, Giaretto L, Donadio M, Bertetto O, Schena M, Ciuffreda L.
Am J Hosp Palliat Care. 2012 Jun;29(4):290-4.
Doi: 10.1177/1049909111420859.

Benefits of Reiki therapy for a severely neutropenic patient with associated influences on a true random number generator.
Morse ML, Beem LW.
J Altern Complement Med. 2011 Dec;17(12):1181-90.
doi: 10.1089/acm.2010.0238.

Qualitative assessment of the impact of implementing Reiki training in a supported residence for people older than 50 years with HIV/AIDS.
Mehl-Madrona L, Renfrew NM, Mainguy B.
Perm J. 2011 Summer;15(3):43-50.

The application of Reiki in nurses diagnosed with burnout syndrome has beneficial effects on concentration of salivary igA and blood pressure.
Díaz-Rodríguez L, Arroyo-Morales M, Cantarero-Villanueva I, Férnandez-Lao C, Polley M, Fernández-de-las-Peñas C.
Rev Lat Am Enfermagem. 2011 Sep-Oct;19(5):1132-8.

The effect of distant Reiki on pain in women after elective Caesarean section: a double-blinded randomised controlled trial.
Vandervaart S, Berger H, Tam C, Goh YI, Gijsen VM, de Wildt SN, Taddio A, Koren G.
BMJ Open. 2011 Feb 26;1(1):e000021.
doi: 10.1136/bmjopen-2010-000021.

Managing osteoarthritis: comparisons of chair yoga, Reiki, and education (pilot study).
Park J, McCaffrey R, Dunn D, Goodman R.
Holist Nurs Pract. 2011 Nov-Dec;25(6):316-26.
doi: 10.1097/HNP.0b013e318232c5f9.

Reiki and its journey into a hospital setting.
Kryak E, Vitale A.
Holist Nurs Pract. 2011 Sep-Oct;25(5):238-45.
doi: 10.1097/HNP.0b013e31822a02ad.

Introduction for Reiki at University Medical Center, Tucson, Arizona, a magnet hospital":
Mega R. Mease is interviewed by William Lee Rand.
Vitale A.
Holist Nurs Pract. 2011 Sep-Oct;25(5):231-2.
doi: 10.1097/HNP.0b013e31822a8611.

Immediate effects of Reiki on heart rate variability, cortisol levels, and body temperature in health care professionals with burnout.
Díaz-Rodríguez L, Arroyo-Morales M, Fernández-de-las-Peñas C, García-Lafuente F, García-Royo C, Tomás-Rojas I.
Biol Res Nurs. 2011 Oct;13(4):376-82.
doi: 10.1177/1099800410389166.

Reiki therapy: a nursing intervention for critical care.
Toms R.
Crit Care Nurs Q. 2011 Jul-Sep;34(3):213-7.
doi: 10.1097/CNQ.0b013e31821c684d.

Investigation of standard care versus sham Reiki placebo versus actual Reiki therapy to enhance comfort and well-being in a chemotherapy infusion center.
Catlin A, Taylor-Ford RL.
Oncol Nurs Forum. 2011 May;38(3):E212-20.
doi: 10.1188/11.ONF.E212-E220.

The effect of Reiki on work-related stress of the registered nurse.
Cuneo CL, Curtis Cooper MR, Drew CS, Naoum-Heffernan C, Sherman T, Walz K, Weinberg J.
J Holist Nurs. 2011 Mar;29(1):33-43.
doi: 10.1177/0898010110377294.

A randomised controlled single-blind trial of the
efficacy of Reiki at benefitting mood and well-
being.
Bowden D, Goddard L, Gruzelier J.
Evid Based Complement Alternat Med.
2011;2011:381862.
doi: 10.1155/2011/381862.

Reconnecting to nursing through Reiki.
Natale GW.
Creat Nurs. 2010;16(4):171-6.

The touchstone process: an ongoing critical
evaluation of Reiki in the scientific literature.
Baldwin AL, Vitale A, Brownell E, Scicinski J,
Kearns M, Rand W.
Holist Nurs Pract. 2010 Sep-Oct;24(5):260-76.
doi: 10.1097/HNP.0b013e3181f1adef.

Effects of Reiki on autonomic activity early after
acute coronary syndrome.
Friedman RS, Burg MM, Miles P, Lee F, Lampert
R.
J Am Coll Cardiol. 2010 Sep 14;56(12):995-6. doi:
10.1016/j.jacc.2010.03.082.

Effects of Reiki on anxiety, depression, pain, and
physiological factors in community-dwelling older
adults.
Richeson NE, Spross JA, Lutz K, Peng C.
Res Gerontol Nurs. 2010 Jul;3(3):187-99.
doi: 10.3928/19404921-20100601-01.

Multifunctional Merkel cells: their roles in electromagnetic reception, finger-print formation, Reiki, epigenetic inheritance and hair form.
Irmak MK.
Med Hypotheses. 2010 Aug;75(2):162-8.
doi: 10.1016/j.mehy.2010.02.011.

Endoscopic procedure with a modified Reiki intervention: a pilot study.
Hulse RS, Stuart-Shor EM, Russo J.
Gastroenterol Nurs. 2010 Jan-Feb;33(1):20-6.
doi: 10.1097/SGA.0b013e3181ca03b9.

A randomised controlled single-blind trial of the effects of Reiki and positive imagery on well-being and salivary cortisol.
Bowden D, Goddard L, Gruzelier J.
Brain Res Bull. 2010 Jan 15;81(1):66-72.
doi: 10.1016/j.brainresbull.2009.10.002.

A systematic review of the therapeutic effects of Reiki.
vanderVaart S, Gijsen VM, de Wildt SN, Koren G.
J Altern Complement Med. 2009 Nov;15(11):1157-69.
doi: 10.1089/acm.2009.0036.

Reiki and changes in pattern manifestations.
Ring ME.
Nurs Sci Q. 2009 Jul;22(3):250-8.
Doi: 10.1177/0894318409337014.

Nurses' lived experience of Reiki for self-care.
Vitale A.
Holist Nurs Pract. 2009 May-Jun;23(3):129-41,
142-5; quiz 146-7.
doi: 10.1097/01.HNP.0000351369.99166.75.

Reiki for the treatment of fibromyalgia: a
randomized controlled trial.
Assefi N, Bogart A, Goldberg J, Buchwald D.
J Altern Complement Med. 2008 Nov;14(9):1115-
22.
doi: 10.1089/acm.2008.0068.

Reiki as a clinical intervention in oncology nursing
practice.
Bossi LM, Ott MJ, DeCristofaro S.
Clin J Oncol Nurs. 2008 Jun;12(3):489-94.
doi: 10.1188/08.CJON.489-494.

Reiki improves heart rate homeostasis in
laboratory rats.
Baldwin AL, Wagers C, Schwartz GE.
J Altern Complement Med. 2008 May;14(4):417-
22.
doi: 10.1089/acm.2007.0753.

Effects of Reiki in clinical practice: a systematic
review of randomised clinical trials.
Lee MS, Pittler MH, Ernst E.
Int J Clin Pract. 2008 Jun;62(6):947-54.
doi: 10.1111/j.1742-1241.2008.01729.x.

Breast biopsy and distress: feasibility of testing a Reiki intervention.
Potter PJ.
J Holist Nurs. 2007 Dec;25(4):238-48; discussion 249-51.

The effectiveness of tai chi, yoga, meditation, and Reiki healing sessions in promoting health and enhancing problem solving abilities of registered nurses.
Raingruber B, Robinson C.
Issues Ment Health Nurs. 2007 Oct;28(10):1141-55.

An integrative review of Reiki touch therapy research.
Vitale A.
Holist Nurs Pract. 2007 Jul-Aug;21(4):167-79; quiz 180-1.

Pilot crossover trial of Reiki versus rest for treating cancer-related fatigue.
Tsang KL, Carlson LE, Olson K.
Integr Cancer Ther. 2007 Mar;6(1):25-35.

Using Reiki to decrease memory and behavior problems in mild cognitive impairment and mild Alzheimer's disease.
Crawford SE, Leaver VW, Mahoney SD.
J Altern Complement Med. 2006 Nov;12(9):911-3.

The effect of Reiki on pain and anxiety in women with abdominal hysterectomies: a quasi-experimental pilot study.
Vitale AT, O'Connor PC.
Holist Nurs Pract. 2006 Nov-Dec;20(6):263-72; quiz 273-4.

A pilot study: Reiki for self-care of nurses and healthcare providers.
Brathovde A.
Holist Nurs Pract. 2006 Mar-Apr;20(2):95-101.

Personal interaction with a Reiki practitioner decreases noise-induced microvascular damage in an animal model.
Baldwin AL, Schwartz GE.
J Altern Complement Med. 2006 Jan-Feb;12(1):15-22.

In vitro effect of Reiki treatment on bacterial cultures: Role of experimental context and practitioner well-being.
Rubik B, Brooks AJ, Schwartz GE.
J Altern Complement Med. 2006 Jan-Feb;12(1):7-13.

The increasing use of Reiki as a complementary therapy in specialist palliative care.
Burden B, Herron-Marx S, Clifford C.
Int J Palliat Nurs. 2005 May;11(5):248-53.

Reiki japanese art of curing and its position in schemes of holistic therapeutics in Poland.
Kosakowska A.
Med Nowozytna. 2005;12(1-2):67-84.

Autonomic nervous system changes during Reiki treatment: a preliminary study.
Mackay N, Hansen S, McFarlane O.
J Altern Complement Med. 2004 Dec;10(6):1077-81.

Tai chi, qi gong and Reiki.
Chu DA.
Phys Med Rehabil Clin N Am. 2004 Nov;15(4):773-81, vi.

Long-term effects of energetic healing on symptoms of psychological depression and self-perceived stress.

Shore AG.
Altern Ther Health Med. 2004 May-Jun;10(3):42-8.
Erratum in: Altern Ther Health Med. 2004 Jul Aug;10(4):14.

Reiki: a supportive therapy in nursing practice and self-care for nurses.
Gallob R.
J N Y State Nurses Assoc. 2003 Spring-Summer;34(1):9-13.

A phase II trial of Reiki for the management of pain in advanced cancer patients.
Olson K, Hanson J, Michaud M.
J Pain Symptom Manage. 2003 Nov;26(5):990-7.

Changes in the isoprenoid pathway with transcendental meditation and Reiki healing practices in seizure disorder.
A RK, Kurup PA.
Neurol India. 2003 Jun;51(2):211-4.

Reiki therapy: the benefits to a nurse/Reiki practitioner.
Whelan KM, Wishnia GS.
Holist Nurs Pract. 2003 Jul-Aug;17(4):209-17.

Reiki--review of a biofield therapy history, theory, practice, and research.
Miles P, True G.
Altern Ther Health Med. 2003 Mar-Apr;9(2):62-72.

Effect of Reiki treatments on functional recovery in patients in poststroke rehabilitation: a pilot study.
Shiflett SC, Nayak S, Bid C, Miles P, Agostinelli S.
J Altern Complement Med. 2002 Dec;8(6):755-63.

Experience of a Reiki session.
Engebretson J, Wardell DW.
Altern Ther Health Med. 2002 Mar-Apr;8(2):48-53.

Working with survivors of torture in Sarajevo with Reiki.
Kennedy P.
Complement Ther Nurs Midwifery. 2001 Feb;7(1):4-7.

Reiki. A complementary therapy for nursing practice.

Nield-Anderson L, Ameling A.

J Psychosoc Nurs Ment Health Serv. 2001 Apr;39(4):42-9.

Biological correlates of Reiki touch healing.
Wardell DW, Engebretson J.
J Adv Nurs. 2001 Feb;33(4):439-45.

The empowering nature of Reiki as a complementary therapy.
Nield-Anderson L, Ameling A.
Holist Nurs Pract. 2000 Apr;14(3):21-9.

Efficacy of Reiki on patients undergoing coronary artery bypass graft surgery.
Sharma VG, Sanghvi C, Mehta Y, Trehan N.
Ann Card Anaesth. 2000 Jul;3(2):12-8.

A study to test the effectiveness of placebo Reiki standardization procedures developed for a planned Reiki efficacy study.
Mansour AA, Beuche M, Laing G, Leis A, Nurse J.
J Altern Complement Med. 1999 Apr;5(2):153-64.

Using Reiki to manage pain: a preliminary report.
Olson K, Hanson J.
Cancer Prev Control. 1997 Jun;1(2):108-13.

Reiki: a complementary therapy for life.
Bullock M.
Am J Hosp Palliat Care. 1997 Jan-Feb;14(1):31-3.

Reiki as an alternative healing method.
Kovalik D.
Common Factor. 1995 Apr;(no 10):9.

Du même auteur :

Le Bouddha schizophrène

Ma prophétie du Bouddha Maitreya

10 clés pour accéder au bonheur

Incantations

Le lever du soleil de la conscience

365 citations d'éveil spirituel

Métaphysique

Messages pour une vie meilleure

Visions d'éveil

Plus d'informations sur :

https://le-bouddha-schizophrene-37.webself.net/accueil

ISBN : 9798401676085

Dépôt légal : janvier 2025